# Medicina baseada em evidências

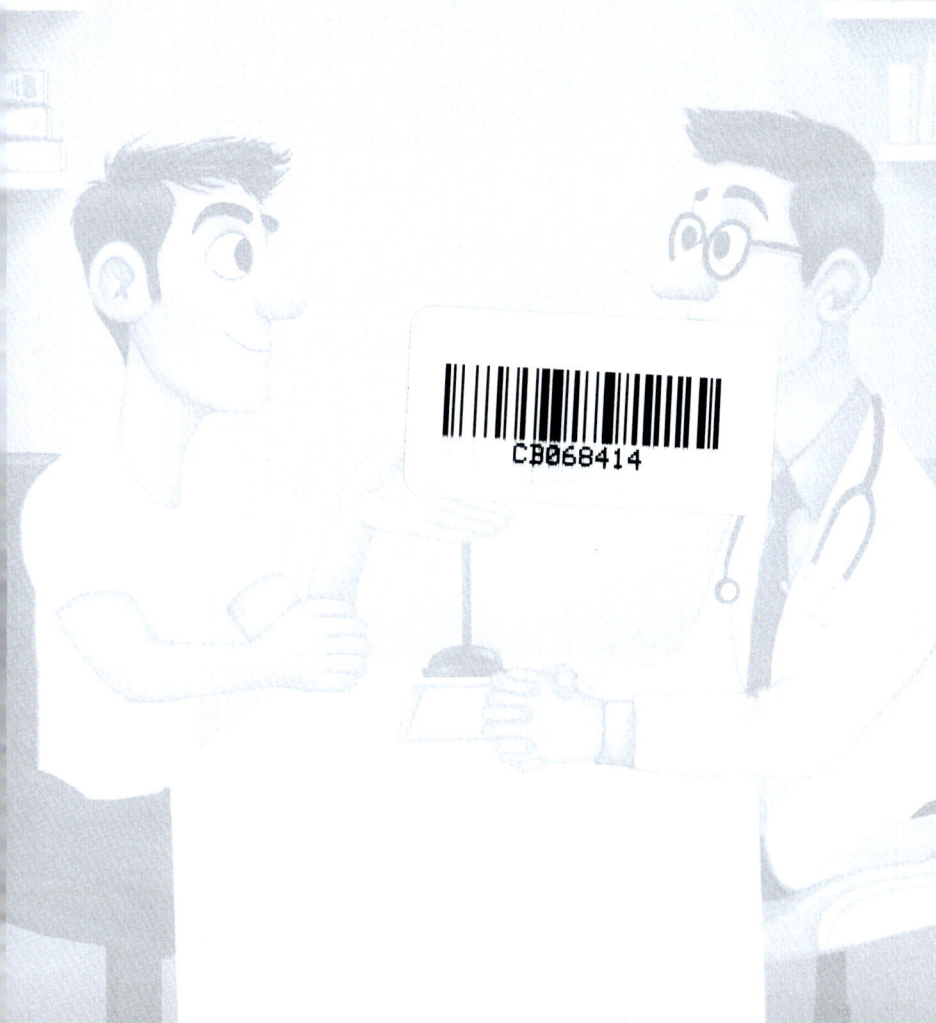

CIP-BRASIL. CATALOGAÇÃO NA PUBLICAÇÃO
SINDICATO NACIONAL DOS EDITORES DE LIVROS, RJ

C87m     Costa, Andry Fiterman
          Medicina baseada em evidências : compreendendo seu médico e aprendendo a questioná-lo / Andry Fiterman Costa. – 1. ed. – Porto Alegre [RS] : AGE, 2025.
          120 p. ; 14x21 cm.

          ISBN 978-65-5863-347-1
          ISBN E-BOOK 978-65-5863-346-4

          1. Medicina baseada em evidências – Obras populares. I. Título

|  | CDD: 616 |
|---|---|
| 24-94914 | CDD: 616 |

Meri Gleice Rodrigues de Souza – Bibliotecária – CRB-7/6439

# Andry Fiterman Costa

# Medicina baseada em evidências

## Compreendendo seu médico e aprendendo a questioná-lo

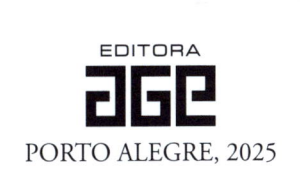

Editora AGE

PORTO ALEGRE, 2025

© Andry Fiterman Costa, 2025

*Capa:*
Mirella Schultz

*Diagramação:*
Júlia Seixas
Nathalia Real

*Supervisão editorial:*
Paulo Flávio Ledur

*Editoração eletrônica:*
Ledur Serviços Editoriais Ltda.

Reservados todos os direitos de publicação à
**EDITORA AGE**
editoraage@editoraage.com.br
Rua Valparaíso, 285 – Bairro Jardim Botânico
90690-300 – Porto Alegre, RS, Brasil
Fone: (51) 3223-9385 | Whats: (51) 99151-0311
vendas@editoraage.com.br
www.editoraage.com.br

Impresso no Brasil / Printed in Brazil

*Para Cláudia e Bernardo, minha família nuclear.*

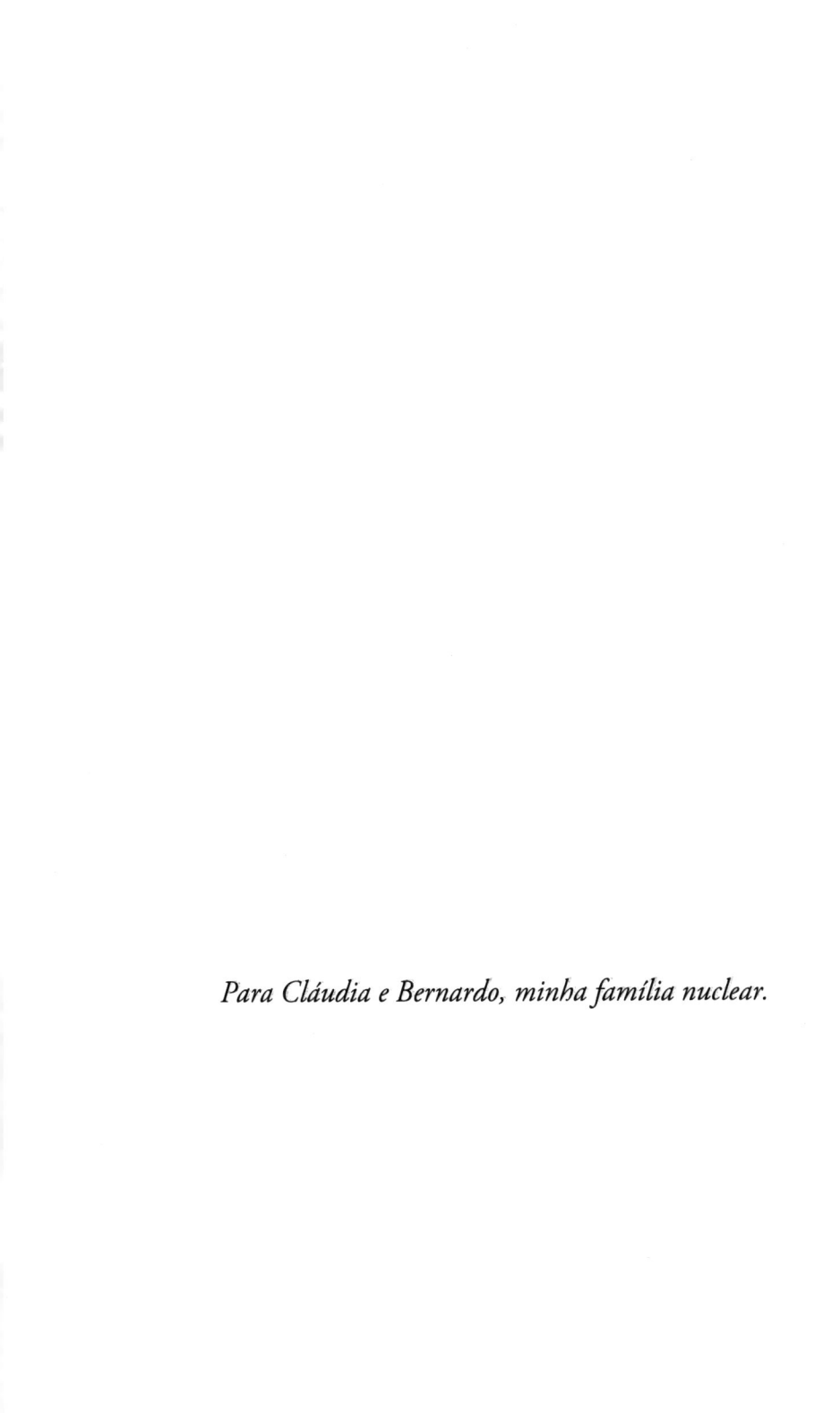

# SUMÁRIO

Introdução ............................................................................. 11
História da Medicina ............................................................ 13
   Ⓠ Curiosidade .................................................................. 16
Pensamento aristotélico *versus* cartesiano ........................ 17
   Ⓠ Curiosidade .................................................................. 23
A Medicina Baseada em evidências ..................................... 24
   Ⓠ Curiosidade .................................................................. 26
Estudos científicos e delineamentos de pesquisa ............... 27
   Estudos observacionais ..................................................... 28
      Relato de caso ................................................................ 28
      Série de casos ................................................................ 29
      Estudo de casos e controles ......................................... 29
      Estudo de coorte ........................................................... 30
      Estudos transversais ..................................................... 31
      Estudos ecológicos ....................................................... 31
   Estudos intervencionistas ................................................. 32
      Quasi-experimento ....................................................... 32
      Ensaio clínico randomizado ........................................ 32
   Estudos de revisão: revisão narrativa, revisão sistemática,
   metanálise, diretriz ........................................................... 34
      Revisão narrativa .......................................................... 35
      Revisão sistemática ...................................................... 36
      Metanálise ..................................................................... 37
      Diretrizes ....................................................................... 38

Figuras dos delineamentos ...... 40
ⓠ Curiosidade ...... 42
Erros Sistemáticos ...... 43
Vieses de seleção ...... 43
Vieses de aferição ...... 44
Vieses de confusão ...... 46
ⓠ Curiosidade ...... 47
Medidas de associação e probabilidade de certeza ...... 48
Desfecho duro, intermediário e substituto ...... 52
Estatisticamente significativo *versus* clinicamente significativo ..... 53
ⓠ Curiosidade ...... 56
Medicina de probabilidade *versus* Medicina da Certeza ...... 57
ⓠ Curiosidade ...... 60
Paciente passivo *versus* paciente moderno ...... 61
ⓠ Curiosidade ...... 63
Questione seu médico ...... 64
ⓠ Curiosidade ...... 68
Conflitos de interesse em medicina ...... 69
ⓠ Curiosidade ...... 72
O Sistema Único de Saúde ...... 74
ⓠ Curiosidade ...... 78
O sistema de saúde complementar ...... 80
ⓠ Curiosidade ...... 83
A indústria farmacêutica ...... 84
ⓠ Curiosidade ...... 87
Propaganda e a incorporação de tecnologias em saúde ...... 89
ⓠ Curiosidade ...... 93

Os vários níveis de prevenção: primária, secundária, terciária
e quaternária ......................................................................................... 94
  ⓠ Curiosidade .................................................................................. 96
Medicina preventiva: vale a pena rastrear doenças? ...................... 97
  ⓠ Curiosidade ................................................................................ 101
Medicina alternativa, integrativa e anti-*aging* ............................. 102
  ⓠ Curiosidade ................................................................................ 106
Casos clínicos ......................................................................................... 107
  Arritmia pós-infarto ...................................................................... 107
  Terapia de reposição hormonal em mulheres
  pós-menopáusicas ......................................................................... 108
  Cetuximabe e o estudo usado para registro no FDA ............... 110
  Câncer de colo de útero: aquele que vale a pena rastrear! ............ 112
  Câncer de tireoide: um infeliz caso de rastreamento levando
  a diagnósticos desnecessários? .................................................... 113
  Câncer de próstata: vale a pena rastrear? .................................. 115
Finalizando ........................................................................................... 117

# INTRODUÇÃO

A ideia da elaboração deste livro veio crescendo dentro de mim desde o período da minha graduação em Medicina. Tive a felicidade de ter sido educado no prisma da medicina baseada em evidências por excelentes professores desde o início da minha graduação. Professores como o Dr. Flávio Fuchs e a Dra. Lenita Wannmacher revolucionaram o ensino da medicina na minha Universidade, quebrando paradigmas em período em que praticamente nascia, em nível mundial, esse novo paradigma. Devo também muito ao Prof. Dr. Paulo Picon, que me orientou na iniciação científica, mestrado e doutorado. Todos eles foram duramente criticados no início, ao abandonarem livros clássicos da farmacologia básica, lançando um livro próprio, em que a farmacologia clínica ganhava 100% do enfoque, e os mecanismos eram *secundarizados*. Aprendi que mais importante do que a inibição irreversível da cicloxigenase no ciclo da inflamação e da agregação plaquetárias pelo ácido acetilsalicílico era o fato de que no estudo ISIS-2, um ensaio clínico randomizado que incluiu 17.187 pacientes, a administração de ácido acetilsalicílico, comparada com placebo, foi capaz de reduzir a mortalidade por cardiopatia isquêmica em pacientes em prevenção secundária [*Lancet*. 1988 Aug 13;2(8607):349-60.]. Não se preocupe; não espero que você tenha entendido este parágrafo... Espero que você o compreenda após ler este livro.

Apesar de ter aprendido todos esses conceitos no início da década de 1990, ainda hoje em dia observo que não são conceitos completamente dominados por toda a classe médica e, obviamente, pouquíssimo conhecidos pela população em geral. Considero que tais conhecimentos são extremamente importantes e que deveriam ser compartilhados com todos, e meu objetivo com este livro é divulgar uma base mínima desse conteúdo. Considero que, se os pacientes tiverem uma base deste conhecimento, terão a oportunidade de questionar e até estimular seus médicos a buscarem conhecimentos e uma forma de atuação com o enfoque na melhor evidência científica possível. Assim como a educação das crianças muitas vezes leva educação para dentro de casa e para os pais, tenho a pretensão (sim, sou pretensioso) de que a educação dos pacientes possa estimular médicos que ainda não atuam com esse prisma a buscarem estudo desta área.

Minha ideia é também dar ferramentas para os pacientes se *protegerem* daqueles profissionais da saúde (ou até não profissionais) que se aproveitam muitas vezes dos momentos de fragilidade dos pacientes e cometem abusos, prometendo curas milagrosas ou resultados improváveis (ou até impossíveis) com terapias alternativas ou complementares sem qualquer fundamento científico. Tais situações têm sido, infelizmente, cada vez mais comuns e frequentes, particularmente difundidas através das redes sociais, ferramenta maravilhosa, que tem um potencial gigante de ser usado para o bem, mas o mesmo potencial maligno.

Obviamente não espero que este livro forme médicos nem epidemiologistas, mas que estimule os leitores a pensar e a ampliar seus horizontes, dando ferramentas mínimas para poder questionar.

# HISTÓRIA DA MEDICINA

Certa vez foi questionada a uma antropóloga, a Sra. Margaret Mead, qual era o primeiro vestígio de civilização humana, e esta respondeu ser um fêmur de 15 mil anos. A explicação foi que esse fêmur tinha sinais de ter sido fraturado e cicatrizado. Considerando que um fêmur demora cerca de seis semanas para curar, esse indivíduo recebeu *tratamento* e cuidados por esse período para ter sobrevivido, ou seja, para essa antropóloga, a evidência mais antiga de civilização refere-se à evidência de um indivíduo que recebeu *tratamento médico*.

A história da medicina remonta a milhares de anos e é uma das áreas mais antigas e essenciais do conhecimento humano. Desde os primeiros dias da humanidade, os seres humanos têm buscado maneiras de entender e tratar as doenças que afetam o corpo e a mente. As primeiras práticas médicas eram baseadas principalmente em crenças místicas e espirituais. Em muitas culturas antigas, as doenças eram atribuídas a forças sobrenaturais ou castigos divinos. Os tratamentos envolviam rituais religiosos, oferendas aos deuses e uso de amuletos e poções. No entanto, ao longo do tempo, os seres humanos começaram a observar e compreender melhor o corpo humano, o que levou ao desenvolvimento de métodos mais científicos de medicina.

Vários autores e romances trataram da história da medicina, podendo ser uma área de divertimento (ou horror) para muitos curiosos. Vários *best-sellers,* como O Físico, de Noah Gordon, já foram até mesmo retratados em filmes (esse livro particularmente é muito interessante, apesar do erro de tradução ocorrido no título – escrito originalmente em inglês, esse livro recebeu o título de *The Physician*, que significa *o médico*, mas foi traduzido para *o Físico*).

Uma das primeiras civilizações a fazer contribuições significativas para a medicina foi a antiga civilização egípcia. Os egípcios desenvolveram um sistema médico complexo e organizado, com médicos especializados em diferentes áreas, como obstetrícia, oftalmologia e cirurgia. Eles também criaram o primeiro código de ética médica de que se tem registro, conhecido como *Papiro de Edwin Smith*, que descrevia práticas médicas, tratamentos e prognósticos.

Na Grécia antiga, os médicos começaram a buscar explicações racionais para as doenças e rejeitaram as explicações sobrenaturais. Hipócrates, frequentemente considerado o pai da medicina ocidental, foi um médico grego importante que formulou o juramento hipocrático e estabeleceu a teoria dos humores, que sustentava que o equilíbrio dos quatro humores corporais (sangue, fleuma, bile amarela e bile negra) determinava a saúde de uma pessoa. Essa abordagem influenciou o pensamento médico por séculos.

Durante a Idade Média, a medicina foi amplamente influenciada pelos ensinamentos da Igreja Católica e pelos escritos do médico grego Galeno. A prática médica estava ligada à teologia e à filosofia, e acreditava-se que as doenças eram causadas por um desequilíbrio dos quatro humores corporais ou por influências demoníacas. Os médicos medievais usavam tratamentos como sangramento, purgação e amuletos para tratar doenças.

No Renascimento, volta o interesse pela ciência e pelo conhecimento antigo. Médicos como Andreas Vesalius fizeram avanços significativos no estudo da anatomia humana, desafiando as crenças de Galeno e fornecendo uma base mais precisa para a medicina. O desenvolvimento da impressão também permitiu a disseminação mais ampla do conhecimento médico e de obras clássicas. A Revolução Científica dos séculos XVII e XVIII trouxe uma abordagem mais científica para a medicina. A descoberta de micro-organismos e o desenvolvimento da teoria dos germes por cientistas como Louis Pasteur e Robert Koch revolucionaram a compreensão das doenças infecciosas. O uso de anestesia e técnicas cirúrgicas avançadas também começou a se desenvolver durante esse período.

No século XIX, avanços significativos foram feitos no campo da medicina. O desenvolvimento da teoria celular por Rudolf Virchow, a descoberta da penicilina por Alexander Fleming e a introdução da anestesia moderna por William Morton foram alguns dos marcos importantes. A medicina também começou a se organizar em instituições acadêmicas e a adotar métodos mais rigorosos de pesquisa científica. No século XX, a medicina fez avanços extraordinários. O desenvolvimento de antibióticos, vacinas, técnicas de imagem médica, transplante de órgãos, terapia genética e muitas outras descobertas revolucionaram a prática médica e aumentaram a expectativa de vida em todo o mundo. Além disso, a medicina moderna começou a se concentrar não apenas na cura de doenças, mas também na prevenção e promoção da saúde.

Em suma, a história da medicina é uma jornada fascinante de descobertas, desafios e avanços. Desde as práticas místicas das antigas civilizações até a medicina altamente tecnológica de hoje, a busca para entender o corpo humano e tratar as doenças tem sido uma constante na história da humanidade. Através do conhecimento e da dedicação dos médicos e cientistas ao longo dos séculos, a medicina tem salvo inúmeras vidas e continuará a desempenhar papel vital na saúde e no bem-estar da sociedade.

## 🛈 Curiosidade

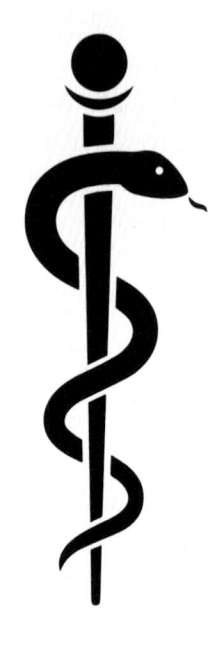

O símbolo atual da medicina, apesar de muitas pessoas acharem que é a cruz vermelha, é o cajado com uma cobra enrolada – o Caduceu de Asclépio. A lenda da origem do símbolo da medicina remonta à mitologia grega e está associada ao deus grego Asclépio (também conhecido como Esculápio). Asclépio era o deus da medicina e da cura, filho do deus Apolo e da mortal Coronis. De acordo com a lenda, Asclépio tinha habilidades extraordinárias de cura e era capaz de ressuscitar os mortos. No símbolo da medicina, conhecido como o Caduceu de Asclépio, a serpente simboliza a cura e a renovação, pois as serpentes eram associadas à cura na mitologia grega devido à sua capacidade de trocar de pele. Outra lenda diz que Asclépio foi chamado para atender Glauco, que havia sido morto por um raio. Ele teria visto uma serpente no aposento e a matou com seu bastão. Após ele viu uma outra serpente entrando e esta trazia consigo algumas ervas, que colocou na boca da serpente morta, que voltou à vida. Vendo aquilo, Asclépio pegou sobras das ervas e colocou também na boca de Glauco, fazendo-o também voltar à vida. A partir daí, Asclépio adotou a serpente, que passou a andar enrolada em seu bastão.

# PENSAMENTO ARISTOTÉLICO *VERSUS* CARTESIANO

O pensamento médico aristotélico tem suas raízes na filosofia e nas teorias desenvolvidas por Aristóteles, um dos mais influentes filósofos da Grécia Antiga. Aristóteles abordou a medicina em sua obra *Sobre a Doença e os Tratamentos*, onde explorou a relação entre a saúde e os quatro elementos (terra, água, ar e fogo) e as quatro qualidades primárias (quente, frio, úmido e seco).

Segundo Aristóteles, a saúde é resultado de um equilíbrio adequado desses elementos e qualidades no corpo humano. A doença, por sua vez, é vista como um desequilíbrio nesse sistema. Por exemplo, uma doença poderia surgir de um excesso de calor ou frio, ou de uma umidade excessiva ou insuficiente no corpo. Para restabelecer a saúde, o objetivo seria restaurar o equilíbrio por meio de intervenções terapêuticas.

O raciocínio médico aristotélico baseia-se na observação cuidadosa dos sintomas e na análise das características individuais do paciente. Os médicos aristotélicos eram incentivados a adquirir experiência prática e a observar atentamente os padrões que emergiam dos casos clínicos. Essa abordagem enfatiza o conhecimento prático adquirido ao longo do tempo e valoriza a sabedoria clínica. Aristóteles também enfatizava a importância de conhecer e compreender a natureza única do paciente. Ele reconhecia que cada indivíduo é único e que as doenças podem manifestar-se de maneira diferente em cada pessoa. Portanto, o raciocínio médico aristotélico buscava uma abordagem personalizada, levando em consideração as características individuais do paciente, seu contexto social e emocional, e adaptando o tratamento de acordo com esses aspectos.

Uma das contribuições mais importantes de Aristóteles para a medicina foi a introdução do conceito de causalidade. Ele defendia a ideia de que é necessário identificar as causas subjacentes das doenças para poder tratá-las efetivamente. Aristóteles propôs uma abordagem causal, analisando os sintomas e procurando as causas-raiz por trás das doenças.

Apesar de ter sido desenvolvido há milhares de anos, o pensamento médico aristotélico teve influência duradoura na medicina ao longo dos séculos. Muitos dos princípios e abordagens aristotélicas foram transmitidos e incorporados em diferentes sistemas médicos posteriores. Embora a medicina moderna tenha se desenvolvido com base em avanços científicos significativos, ainda hoje observamos a presença de muitos aspectos do raciocínio aristotélico na medicina atual.

O pensamento médico cartesiano é baseado nas ideias do filósofo e cientista René Descartes, que viveu no século XVII. Descartes é conhecido por sua obra filosófica *Meditações sobre a Filosofia Primeira*, onde apresentou o conceito de dualismo mente-corpo e defendeu uma abordagem racional e científica para a compreensão da realidade. No contexto médico, o pensamento médico cartesiano enfatiza a análise objetiva e racional para a compreensão das doenças e o desenvolvimento de tratamentos eficazes. Descartes argumentava que o corpo humano poderia ser entendido como uma máquina complexa, regida por leis mecânicas. Ele via a saúde como o resultado de um bom funcionamento mecânico do corpo, enquanto a doença era vista como uma falha ou disfunção nesse sistema.

Uma das principais características do pensamento médico cartesiano é a ênfase no método científico. Descartes defendia a importância da observação sistemática, da experimentação e do uso da lógica para adquirir conhecimento confiável. Ele argumentava que as doenças deveriam ser estudadas por meio da análise minuciosa dos sintomas e da busca por suas causas físicas e mecânicas. Isso envolvia a separação entre mente e corpo, com o foco principal sendo dado ao estudo e à compreensão das causas físicas das doenças.

Outro aspecto central do pensamento médico cartesiano é a busca por certeza e evidências sólidas. Descartes valorizava a dúvida metódica como uma ferramenta para alcançar o conhecimento verdadeiro. Ele defendia a necessidade de questionar as suposições e crenças estabelecidas, buscando provas empíricas e evidências concretas para sustentar as teorias médicas. Essa abordagem levou ao desenvolvimento da anatomia, da fisiologia e de outras ciências médicas que se baseiam em observações detalhadas e na pesquisa experimental. O pensamento médico cartesiano também influenciou a prática clínica. Descartes enfatizava a importância da objetividade e da impessoalidade na relação médico-paciente. Ele defendia que os médicos deveriam se distanciar emocionalmente dos pacientes e tratar as doenças de forma impessoal, com base na análise racional.

Embora o pensamento médico cartesiano tenha tido impacto significativo na medicina, algumas críticas foram levantadas em relação a essa abordagem. Uma crítica comum é a tendência de negligenciar os aspectos psicossociais dos pacientes, uma vez que a abordagem cartesiana tende a se concentrar principalmente nas causas físicas das doenças. Além disso, a abordagem mecanicista pode reduzir a complexidade e a individualidade dos pacientes, tratando-os como máquinas com peças que podem ser consertadas, em vez de considerar a totalidade de sua condição.

Em resumo, o pensamento médico cartesiano trouxe uma abordagem racional, científica e objetiva para a medicina, enfatizando a análise minuciosa das causas físicas das doenças. No entanto, é importante reconhecer que a medicina contemporânea busca um equilíbrio entre a abordagem cartesiana e outras perspectivas, integrando a compreensão científica com a apreciação da complexidade e da individualidade dos pacientes.

Uma das principais diferenças entre essas abordagens – aristotélica e cartesiana – é a ênfase na experiência prática *versus* a análise racional e objetiva. O raciocínio médico aristotélico valoriza a sabedoria adquirida com a experiência e a intuição clínica, enquanto o raciocínio cartesiano busca uma abordagem mais sistemática e científica para o diagnóstico e o tratamento. Além disso, o raciocínio médico aristotélico está mais associado a uma visão holística do paciente, levando em consideração todos os aspectos da pessoa, incluindo o contexto social e emocional. Por outro lado, o raciocínio cartesiano tende a se concentrar mais nas causas físicas e mecânicas das doenças, muitas vezes negligenciando os aspectos psicossociais. É importante ressaltar que essas abordagens não são mutuamente exclusivas, e atualmente se adota uma combinação de elementos de ambas na prática clínica.

Para compreender melhor os dois raciocínios, aristotélico e cartesiano, tomemos o seguinte exemplo: em termos práticos, observemos as duas seguintes explicações e justificativas para o uso de ácido acetilsalicílico no tratamento da cardiopatia isquêmica:

[A] O infarto do miocárdio (do coração) ocorre quando há uma lesão do endotélio vascular (membrana que recobre os vasos sanguíneos) e ocorre desencadeamento da agregação plaquetária e a formação de um trombo com a consequente obstrução da circulação sanguínea; com a obstrução do vaso que leva sangue para o coração, não chega oxigênio no músculo cardíaco e este sofre com a falta de oxigenação e leva à morte de algumas células musculares cardíacas. O uso do ácido acetilsalicílico impede que ocorra a agregação plaquetária e consequentemente a obstrução do vaso.

**[B]** O estudo ISIS-2, publicado no NEJM, periódico médico de grande impacto internacional, randomizou (sorteou) quase 18 mil pacientes com quadro compatível com infarto do miocárdio para receberem ácido acetilsalicílico (AAS) ou placebo (uma substância inerte). Após o seguimento de 30 dias, observou-se uma menor taxa de mortalidade no grupo que recebeu AAS em comparação com os que receberam placebo, demonstrando assim que o tratamento ativo foi capaz de prevenir desfechos.

Se avaliarmos as justificativas A e B, ambas estão corretas: a explicação A se baseia no raciocínio aristotélico, compreendendo o mecanismo fisiopatológico da doença, o mecanismo de ação do medicamentos e o raciocínio lógico de causa e efeito do tratamento; a explicação B é cartesiana, testando uma hipótese através do método científico e demonstrando uma evidência de benefício de que pode inclusive ser mensurado o tamanho.

A figura a seguir ilustra de maneira didática a construção do conhecimento pelo método cartesiano. Partimos da *teoria*, ou seja, de todo o conhecimento que se tem sobre determinado assunto. A partir dessa teoria, desenvolvemos nossa *hipótese conceitual*, ou seja, com base no conhecimento que se tem sobre determinado assunto, eu *acho algo*. Para testar esse meu pensamento, devo definir um *delineamento* de pesquisa (falaremos no capítulo 4 sobre esse tópico). Com o delineamento de pesquisa definido, eu defino minha *hipótese operacional*, aquela a qual eu de fato testarei; trata-se da hipótese de nulidade (que diz que os grupos são iguais) e sobre a qual os testes estatísticos são aplicados para sua confirmação ou rejeição. Para isso eu defino os *métodos* da pesquisa – o detalhamento de todas as fases necessárias para testar minha hipótese. Após, passamos para a fase de *coleta de dados*, a qual deve ser feita da maneira mais fidedigna e controlada possível. Após a coleta desses dados, eu parto para sua *análise*, usualmente com a aplicação dos conceitos de estatística. Na sequência, eu faço a *inferência sobre a hipótese operacional*, aceitando-a ou rejeitando-a. *Interpretamos* os resultados e fazemos a *inferência sobre a hipótese conceitual*, que passa agora a fazer parte do novo conhecimento e da (nova) teoria sobre o assunto.

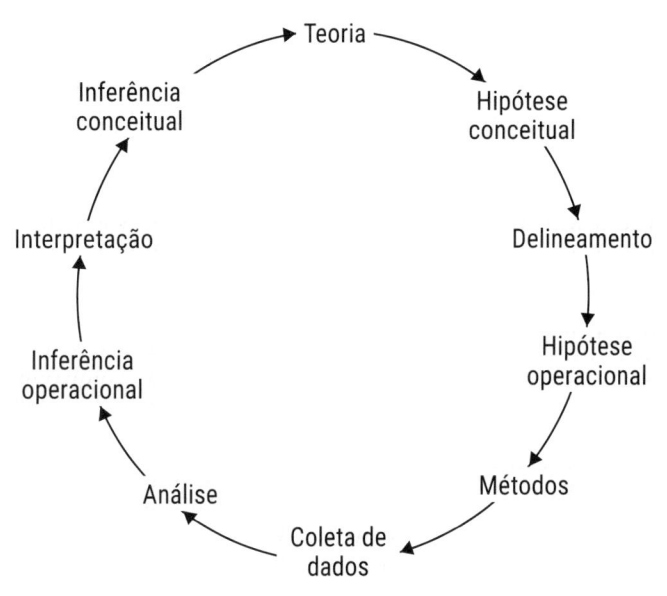

Fonte: Figura adaptada de FUCHS, Flavio Danni; WANNMACHER, Lenita. *Farmacologia Clínica e Terapêutica*. 5. ed. Rio de Janeiro: Guanabara Koogan, 2020.

Nos capítulos seguintes falaremos mais detalhadamente sobre alguns desses aspectos do modelo cartesiano, no qual se alicerça a medicina baseada em evidências.

# Curiosidade

O símbolo da Cruz Vermelha tem sua origem relacionada ao Movimento Internacional da Cruz Vermelha e do Crescente Vermelho, uma organização humanitária global dedicada a prestar assistência médica e humanitária em tempos de guerra, conflitos armados e desastres naturais.

A Cruz Vermelha foi fundada em 1863 por Henry Dunant, um filantropo suíço, após sua experiência presenciando o sofrimento de soldados feridos na Batalha de Solferino, durante a Guerra da Independência da Itália. Dunant ficou chocado com a falta de assistência médica adequada e a enorme quantidade de sofrimento humano.

Inspirado por essa experiência, Dunant propôs a criação de sociedades de voluntários para prestar assistência e cuidados médicos a feridos em tempos de guerra. Ele propôs a adoção de um símbolo distintivo neutro que fosse facilmente reconhecível e aceito por todas as partes envolvidas em conflitos. Esse símbolo seria usado para identificar e proteger o pessoal médico, os feridos e as instalações médicas em tempos de guerra.

O símbolo escolhido foi uma inversão da bandeira da Suíça, uma cruz branca em fundo vermelho. A inversão da cor, uma cruz vermelha em fundo branco, foi adotada para evitar associações nacionais e políticas que pudessem comprometer a imparcialidade e neutralidade do Movimento da Cruz Vermelha.

O símbolo da Cruz Vermelha foi oficialmente reconhecido e adotado pela Convenção de Genebra em 1864 e tem sido um emblema distintivo e universalmente conhecido da ajuda humanitária e dos esforços médicos em situações de emergência ao redor do mundo.

# A MEDICINA BASEADA EM EVIDÊNCIAS

A origem da medicina baseada em evidências remonta ao século XX, com um movimento em direção a uma abordagem mais científica e baseada em dados na prática médica. Antes desse período, as decisões médicas eram frequentemente baseadas em tradições, opiniões de especialistas e experiências pessoais, com pouca ênfase em evidências científicas sólidas. De uma maneira simplista, pode-se dizer que a medicina baseada em evidências é o ápice do Cartesianismo da medicina.

Um marco importante nessa evolução foi o desenvolvimento da metodologia científica e da pesquisa médica, com a adoção de estudos controlados randomizados (ECRs) e revisões sistemáticas da literatura (abordaremos as tipologias de estudos em um capítulo mais adiante).

A expressão "medicina baseada em evidências" (MBE) foi cunhado na década de 1990, e sua origem é atribuída a um grupo de médicos e pesquisadores que trabalharam no McMaster University Medical Center, no Canadá. Embora não haja um único *pai* da MBE, há vários indivíduos-chave que contribuíram para o desenvolvimento e a promoção desse campo. Um desses indivíduos é o Dr. David Sackett, médico e pesquisador canadense que foi uma figura importante na introdução dos princípios da MBE e ajudou a popularizar o conceito ao longo de sua carreira. O Dr. Sackett é conhecido por seu trabalho em epidemiologia clínica e por sua defesa da aplicação rigorosa de evidências científicas na prática médica. Outro nome importante é o Dr. Gordon Guyatt, também associado ao McMaster University Medical Center. Ele contribuiu significativamente para a definição e implementação dos princípios da MBE, especialmente por meio de seu trabalho no desenvolvimento das diretrizes de prática clínica baseadas em evidências.

Embora esses profissionais sejam frequentemente mencionados como influentes na criação e promoção da MBE, é importante ressaltar que a abordagem baseada em evidências é um esforço colaborativo que envolveu muitos pesquisadores, clínicos e organizações ao longo dos anos. A MBE é uma abordagem que se baseia em ampla comunidade de médicos, pesquisadores e especialistas comprometidos em fornecer o melhor cuidado possível com base nas melhores evidências científicas disponíveis. Conforme comentei no prefácio, já no início dos anos 1990 tive aulas com professores da UFRGS que já ensinavam MBE, mesmo que não utilizassem ainda esta nomenclatura. Falava-se em Farmacologia Clínica e em Epidemiologia Clínica, que já eram, fundamentalmente, MBE.

Hoje, a medicina baseada em evidências é amplamente reconhecida como um pilar essencial na prática médica. Os médicos são incentivados a usar a melhor evidência disponível, combinada com sua experiência clínica e considerações individuais do paciente para tomar decisões informadas sobre diagnóstico, tratamento e cuidados de saúde. A medicina baseada em evidências continua a evoluir à medida que novas pesquisas são conduzidas e a qualidade das evidências é aprimorada. Ela desempenha papel crucial na busca por tratamentos eficazes, na redução de práticas ineficazes e no aprimoramento geral dos cuidados de saúde, garantindo que as decisões médicas sejam informadas e baseadas na melhor evidência científica disponível.

A compreensão da MBE se dará de forma mais clara quando começarmos a discutir alguns aspectos específicos dela, como os delineamentos de pesquisa, que faremos a seguir.

## Curiosidade

Médicos Sem Fronteiras (MSF), também conhecido como Médecins Sans Frontières, é uma organização humanitária internacional fundada em 1971 por um grupo de médicos e jornalistas. A história da MSF está intimamente ligada ao contexto da Guerra de Independência de Bangladesh, que ocorreu entre 1971 e 1972.

Durante esse conflito, um grupo de médicos franceses foi enviado à região para fornecer assistência médica aos refugiados e à população afetada pelos combates. Eles testemunharam a escala do sofrimento humano e ficaram profundamente impactados com a falta de assistência médica adequada disponível para os afetados pela guerra.

Após a experiência em Bangladesh, esses médicos e jornalistas decidiram fundar uma organização que pudesse fornecer cuidados médicos imparciais e de qualidade a populações afetadas por conflitos armados, epidemias, desastres naturais e exclusão do acesso à saúde. Assim, em 1971, Médicos Sem Fronteiras foi criada em Paris, na França.

Desde o início, a MSF tem operado com base em princípios fundamentais, como independência, imparcialidade e neutralidade. A organização busca fornecer assistência médica onde ela é mais necessária, independentemente de raça, religião, nacionalidade ou afiliações políticas.

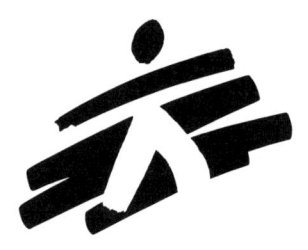

# ESTUDOS CIENTÍFICOS E DELINEAMENTOS DE PESQUISA

Delineamentos de pesquisa referem-se ao plano ou estrutura geral que os pesquisadores seguem ao conduzir um estudo ou investigação científica. Eles são a estratégia geral adotada para coletar dados, analisar informações e responder as perguntas de pesquisa ou hipóteses propostas. Os delineamentos de pesquisa são fundamentais para garantir a validade, confiabilidade e rigor dos resultados obtidos. Existem vários tipos de delineamentos de pesquisa, cada um com suas próprias características e finalidades específicas.

Existem várias classificações de estudos científicos. A classificação mais *grosseira* os divide em estudos pré-clínicos e estudos clínicos. Para a tomada de decisão para a prática da medicina, somente os estudos clínicos têm relevância.

Estudos pré-clínicos referem-se a uma fase inicial de pesquisa científica realizada antes dos testes em seres humanos, normalmente em laboratórios (estudos de bancada) e em modelos animais. Esses estudos são conduzidos para avaliar a segurança, eficácia e viabilidade de novos produtos, tratamentos ou intervenções médicas, desde fases tão básicas quanto o desenvolvimento da molécula até sua testagem em modelos animais. São uma etapa crucial no processo de desenvolvimento de medicamentos, terapias e dispositivos médicos. Eles ajudam a identificar potenciais riscos, efeitos colaterais, eficácia e mecanismos de ação antes de serem testados em humanos. Esses estudos envolvem experimentos *in vitro* (realizados em células ou tecidos isolados em laboratório) e experimentos *in vivo* (realizados em animais vivos).

É importante ressaltar que, embora os estudos pré-clínicos forneçam informações valiosas, os resultados em modelos animais ou *in vitro* podem não ser diretamente extrapoláveis para seres humanos. Por isso, os estudos clínicos são realizados posteriormente para avaliar a segurança e eficácia em humanos antes da aprovação e comercialização de novos produtos e terapias.

Os estudos clínicos são aqueles em que os sujeitos de pesquisa são seres humanos. Nos deteremos um pouco mais nesses estudos e em suas principais tipologias, pois seu entendimento é fundamental para a compreensão da MBE. São divididos em estudos observacionais e estudos intervencionistas. Os observacionais caracterizam-se, como o próprio nome diz, em estudos nos quais não é feita uma intervenção proposital no indivíduo de pesquisa, sendo realizada apenas observação do que ocorre com ele. Nos estudos de intervenção, o pesquisador determina que o paciente vai ser exposto a uma determinada intervenção.

## Estudos observacionais

Apresentaremos agora os principais delineamentos de estudos observacionais, em ordem crescente de complexidade.

### Relato de caso

Relato de caso trata-se de tipologia mais simples de estudo clínico, tendo utilidade muitíssimo limitada. Trata-se da simples descrição do ocorrido com determinado paciente. De maneira geral, estudos do tipo relato de caso servem apenas para relatar situações raras ou inesperadas para que se gere um alerta sobre uma possível ocorrência. Apresentam caráter histórico, ou seja, a definição da publicação ocorre após a situação ter ocorrido (em contraposição a estudos com caráter contemporâneo, nos quais após a decisão de realizar o estudo é que se inicia a coleta de dados). Posso, por exemplo, publicar o relato de caso de um paciente atendido em meu serviço vítima de mordedura de macaco. Vou descrever a situação, os tratamentos realizados e como foi a evolução do caso. Nenhuma conclusão pode ser tirada de um relato de caso, exceto pelo próprio caso.

## Série de casos

Série de casos é uma tipologia de estudo na qual se juntam vários relatos de casos agrupados por uma situação em comum. À semelhança do relato de caso, este tipo de estudo apenas relata o ocorrido com, agora, vários pacientes, que são unidos por uma característica comum. Por exemplo, posso publicar uma série de casos de 10 pacientes que foram atendidos em meu serviço por mordedura de macacos (seguindo nosso exemplo hipotético) e descrever como foram tratados e como evoluíram. Esta tipologia também não permite que se tire conclusões, pois a ausência de um grupo-controle não permite nenhuma inferência.

## Estudo de casos e controles

Neste tipo de estudo, já aparece um fator a mais, a presença de um grupo-controle. Nesta tipologia, os indivíduos são selecionados por terem apresentado um desfecho e comparados com outro grupo de indivíduos que não teve o desfecho. A comparação vai ser por uma exposição, ou seja, eu avalio se os indivíduos que tiveram desfecho – os casos – tiveram uma chance maior de terem sido expostos ao fator em estudo do que os indivíduos que não desenvolveram o desfecho – os controles. Seguindo nosso exemplo hipotético de casos de mordedura por macaco, posso comparar aqueles pacientes que morreram pela mordedura – casos – com aqueles que sobreviveram – controles – e verificar se houve diferença de exposição a antibióticos entre os grupos. É um estudo com caráter observacional e histórico: não foi o pesquisador que definiu se os pacientes receberiam ou não antibiótico e os dados foram coletados após os eventos já terem ocorrido.

Estudo de coorte

São estudos em que os indivíduos são divididos a partir de um fator em estudo (uso ou não de antibiótico, seguindo com nosso exemplo de mordedura de macaco) e acompanhados no tempo para avaliar quem vai ou não desenvolver o desfecho. O estudo ainda é observacional, pois não é o pesquisador que define quem vai e quem não vai receber o antibiótico: essa decisão é tomada pelo médico assistente, e o pesquisador apenas observa o que está acontecendo. Estamos aumentando a complexidade dos estudos, pois agora temos a questão tempo incluída na análise.

Estes estudos podem ter caráter histórico ou contemporâneo, a depender do momento em que o pesquisador inicia o acompanhamento. Pode ser feito um estudo histórico apenas com base em revisão de registros médicos, ou pode ser feito contemporaneamente, com o acompanhamento em tempo real das exposições e desenvolvimento ou não dos desfechos.

É um estudo mais *poderoso* no sentido de que relação de causa e efeito já pode ser observada.

## Estudos transversais

Nesta tipologia de estudo, são avaliados no mesmo momento o fator em estudo e o desfecho. Ou seja, a população é dividida em 4 grupos: [1] com fator em estudo e sem desfecho; [2] com fator em estudo e com desfecho; [3] sem fator em estudo e sem desfecho; e [4] sem fator em estudo e com desfecho. Esta tipologia de estudo não leva em consideração a questão temporal, ou seja, não sabemos se o fator em estudo iniciou antes ou depois do desfecho, sabemos apenas que naquele momento do tempo, ambos estão presentes ou ausentes.

Este delineamento é capaz de demonstrar uma relação entre um fator em estudo e um desfecho, mas não uma relação de causalidade.

Este tipo de estudo é também conhecido como estudo de prevalência ou de incidência (com uma pequena diferença entre estes dois conceitos, mas não cabe neste momento discutirmos). É também o tipo de estudo que se utiliza para testar procedimentos diagnósticos, comparando um novo método com o padrão ouro.

## Estudos ecológicos

Estudos ecológicos são estudos com baixo poder, porém em algumas situações são extremamente importantes. Nos estudos ecológicos, são avaliadas as incidências ou prevalências de intervenções e de desfechos, mas não sabemos se os desfechos ocorreram em quem sofreu a intervenção. Exemplo clássico foi um estudo que observou ter ocorrido aumento da mortalidade por asma (o desfecho) quando foi introduzido no mercado e ocorreu aumento da venda de uma apresentação de fenoterol. O estudo simplesmente comparou a curva de mortalidade por asma com a curva de venda do fenoterol. Não se sabe se os indivíduos que morreram fizeram uso dessa apresentação de fenoterol, mas ambas as curvas subiram em paralelo, sugerindo relação entre este produto e o aumento da mortalidade.

## Estudos intervencionistas

Os estudos em que o pesquisador realiza uma intervenção e não é apenas espectador ou observador caracterizam este grupo. Temos dois principais tipos, os quais serão descritos a seguir:

### Quasi-experimento

Os estudos de quasi-experimento ou ensaio clínico **NÃO** randomizado se caracterizam pelo fato de o investigador definir qual paciente vai receber tratamento e qual paciente vai para o grupo-controle. Após é feito um seguimento de tempo e se avalia a ocorrência dos desfechos de interesse. Nestes estudos se define uma população a ser estudada, uma intervenção, um controle e um desfecho a aferir: esses quatro itens definem a chamada questão PICO (*Patient, Intervention, Control, Outcome*). Na questão de qualidade metodológica, este estudo se aproxima muito dos estudos de coorte.

### Ensaio clínico randomizado

O ensaio clínico randomizado (ECR) é considerado o padrão ouro de delineamento de pesquisa médica. Atualmente é a tipologia de estudo exigida para o registro de um medicamento e que fornece **segurança** para a tomada de decisão. Ele é muito semelhante ao estudo de quasi-experimento, diferenciando-se, basicamente, pelo quesito mais importante de todos da metodologia científica da medicina: a **randomização**.

Em um ECR, os participantes são aleatoriamente atribuídos a um grupo de intervenção ou a um grupo de controle. Isso ajuda a equilibrar as características dos participantes entre os grupos, reduzindo o viés de seleção (falaremos dele mais adiante) e permitindo a inferência causal mais robusta. Em um quasi-experimento, a randomização não é usada, e os grupos de comparação são selecionados com base em critérios preexistentes. Essa aleatorização de alocação permite que os grupos sejam diferentes somente e exclusivamente pelo fator em estudo: fatores que possam influenciar na ocorrência do desfecho, mesmo que desconhecidos, têm a mesma chance de ocorrer em um grupo ou outro de comparação. Isso impede que o pesquisador, consciente ou inconscientemente, inclua potenciais fatores confundidores na seleção e alocação dos pacientes nos grupos de comparação.

Vamos exemplificar voltando a utilizar o nosso modelo de mordeduras de macacos. Vamos imaginar que houve uma *epidemia* de mordeduras de macacos e resolvemos fazer um ensaio clínico randomizado para testar se o uso de antibióticos (intervenção), comparado com o não uso (controle), em pacientes mordidos por macacos (pacientes) diminui a mortalidade (*outcome* ou desfecho) – note a presença dos quatro elementos da questão PICO. Se eu acredito que antibiótico faz bem, consciente ou inconscientemente, eu posso alocar os pacientes com quadros mais graves, por exemplo, com acometimento de face, para o grupo do antibiótico. Ora, se os pacientes são acometidos de forma mais graves, eles têm maior chance de morrer e, portanto, meu estudo pode não demonstrar o benefício do uso de antibióticos (mesmo o antibiótico sendo benéfico, o grupo que recebeu antibiótico morreu mais, pois era mais gravemente acometido). Agora, se eu usar o recurso da randomização, pacientes em estado mais grave têm a mesma chance de serem alocados para os dois grupos, de forma que os grupos de comparação terão gravidades semelhantes e, portanto, a diferença da ocorrência de desfecho vai se dever à intervenção, e não à diferença basal entre os grupos (viés de seleção). Em um ECR, a randomização distribui aleatoriamente os fatores de confusão conhecidos e desconhecidos entre os grupos de intervenção e controle, o que ajuda a controlar sua influência sobre os resultados. Isso permite que os pesquisadores atribuam qualquer diferença observada entre os grupos ao efeito da intervenção.

Obviamente tudo não é tão simples a ponto de que um ensaio clínico randomizado responda todas as nossas incertezas. Seria tão bom se fosse... Existem vários fatores dentro de um ensaio clínico a serem avaliados e considerados para avaliar a qualidade da informação por ele fornecida. **Sim, existem ensaios clínicos bons e ensaios clínicos ruins.** Um ensaio clínico pode ser completamente inválido? Infelizmente a resposta é sim. Faz-se necessária uma avaliação detalhada da metodologia de pesquisa e dos potenciais vieses (erros) do estudo, mas isso certamente foge do escopo do presente livro. Minha ideia aqui era apenas dar uma noção mínima da complexidade do desenvolvimento do conhecimento científico na área da medicina.

### Estudos de revisão: revisão narrativa, revisão sistemática, metanálise, diretriz

A quantidade exata de artigos médicos originais publicados anualmente pode variar dependendo de diversos fatores, como a especialidade médica, a região geográfica e a demanda por pesquisa científica em determinados campos.

No entanto, é importante destacar que a produção científica na área médica tem crescido significativamente ao longo dos anos, impulsionada pelo avanço da tecnologia, pelo aumento do financiamento de pesquisa e pela necessidade contínua de desenvolver novos conhecimentos e abordagens para a prática médica.

Estimativas apontam que milhares de artigos médicos originais são publicados anualmente em revistas científicas revisadas por pares. Por exemplo, a base de dados PubMed, que indexa artigos científicos na área da saúde, contava com mais de 1,4 milhão de artigos publicados apenas em 2020.

Com todo esse volume de publicações, obviamente é inviável para um médico conhecer nem mesmo parte dessas publicações. Dessa forma tornam-se necessárias publicações com sínteses das principais publicações: os artigos de revisão.

Temos quatro tipos principais de artigos de revisões, de que falaremos a seguir: revisão narrativa, revisão sistemática, metanálise e diretrizes.

## Revisão narrativa

A revisão narrativa é um tipo de revisão da literatura que se baseia em uma abordagem mais descritiva e qualitativa. Neste tipo de revisão, os autores coletam estudos relevantes sobre determinado tópico e os resumem de forma narrativa, sem seguir uma estrutura formal ou rigorosa de busca e avaliação dos estudos. A revisão narrativa permite uma visão geral dos estudos existentes, destacando as principais descobertas e observações, além de identificar lacunas na literatura.

Uma das vantagens da revisão narrativa é que ela apresenta uma abordagem mais flexível, permitindo que os pesquisadores analisem uma variedade de estudos diferentes, como estudos qualitativos, estudos de caso e relatórios de experiência. Além disso, a revisão narrativa é útil quando há uma quantidade limitada de estudos disponíveis ou quando o objetivo é explorar uma área de pesquisa emergente ou pouco estudada.

No entanto, é importante destacar que a revisão narrativa tem algumas limitações. Como não há uma estrutura formal para a busca e seleção de estudos, há um maior risco de viés de seleção – inclusão na revisão de artigos com que o pesquisador tem afinidade ou concorda, por exemplo. Além disso, a falta de uma avaliação sistemática da qualidade metodológica dos estudos pode comprometer a confiabilidade das conclusões. Livros médicos tradicionais podem ser considerados uma coletânea de revisões narrativas.

Portanto, embora a revisão narrativa possa fornecer uma visão geral dos estudos existentes, ela não é considerada tão robusta quanto a revisão sistemática e a metanálise em termos de validade e precisão das evidências.

### Revisão sistemática

As revisões sistemáticas desempenham papel fundamental na área da medicina, fornecendo uma avaliação abrangente e imparcial das evidências disponíveis sobre determinado tópico de pesquisa. Essas revisões seguem uma abordagem metodológica rigorosa, envolvendo a definição clara de uma pergunta de pesquisa, a busca sistemática por estudos relevantes, a seleção criteriosa dos estudos incluídos e a avaliação da qualidade metodológica de cada estudo.

Uma das principais vantagens das revisões sistemáticas é que elas permitem a síntese e a análise crítica dos resultados de múltiplos estudos, oferecendo uma visão mais confiável e precisa sobre os efeitos de intervenções, tratamentos ou fatores de risco. Além disso, as revisões sistemáticas ajudam a identificar lacunas na literatura e a direcionar áreas futuras de pesquisa.

A abordagem sistemática também permite que as revisões sejam transparentes e replicáveis, o que é essencial para a confiabilidade científica. Ao seguir um protocolo pré-definido, as revisões sistemáticas minimizam o viés de seleção e o viés do autor (aqui podemos também usar o termo *pesquisador*), tornando as conclusões mais confiáveis e generalizáveis.

No entanto, é importante reconhecer que as revisões sistemáticas têm suas próprias limitações. Dependendo da disponibilidade e qualidade dos estudos incluídos, as conclusões podem ser influenciadas por vieses, heterogeneidade dos dados ou falta de dados adequados. Portanto, é crucial que os pesquisadores conduzam revisões sistemáticas com rigor metodológico e interpretem os resultados com cautela, considerando as nuances do contexto clínico e as limitações dos estudos individuais.

### Metanálise

A metanálise é uma técnica estatística utilizada para combinar os resultados de estudos individuais incluídos em uma revisão, preferencialmente uma revisão sistemática. Essa abordagem permite que os pesquisadores obtenham uma estimativa geral do efeito de uma intervenção ou associação, aumentando o poder estatístico e a precisão das conclusões, o que pode fornecer uma visão mais precisa e robusta sobre a eficácia de uma intervenção ou a magnitude de uma associação.

Além disso, a metanálise permite que os pesquisadores investiguem a consistência dos resultados entre os estudos incluídos. Ao combinar e analisar os dados de forma sistemática, é possível identificar a presença de heterogeneidade entre os estudos, ou seja, variações nas estimativas de efeito. Essa análise de heterogeneidade ajuda a compreender melhor a fonte de variação e a explorar possíveis fatores moderadores.

No entanto, é importante reconhecer que a metanálise também tem algumas limitações. Dependendo da qualidade e da heterogeneidade dos estudos incluídos, as conclusões da metanálise podem ser influenciadas por vieses e limitações dos estudos individuais. Além disso, a metanálise depende da disponibilidade de dados adequados e bem relatados em cada estudo, o que pode ser um desafio em algumas áreas de pesquisa. Vale ainda ressaltar que uma metanálise de estudos de baixa qualidade vai chegar a conclusões com baixa qualidade ou confiabilidade também.

Apesar dessas limitações, a metanálise é uma ferramenta valiosa na pesquisa médica, permitindo uma análise mais precisa e abrangente das evidências disponíveis. Ela ajuda a informar a tomada de decisões clínicas e a guiar a prática médica baseada em evidências, contribuindo para o avanço da medicina.

### Diretrizes

As diretrizes, também conhecidas como *guidelines*, são recomendações baseadas em evidências desenvolvidas por organizações especializadas ou sociedades médicas. Elas são elaboradas para auxiliar os profissionais de saúde na tomada de decisões clínicas, fornecendo orientações sobre o diagnóstico, tratamento, prevenção e manejo de condições médicas específicas.

Uma das principais vantagens das diretrizes é que elas são (ou deveriam ser) baseadas em uma revisão abrangente e sistemática da literatura científica disponível. Dessa forma, as diretrizes incorporam a melhor evidência disponível, garantindo uma abordagem baseada em evidências na prática clínica.

Além disso, as diretrizes são desenvolvidas por grupos de especialistas que possuem conhecimento aprofundado em uma determinada área médica. Esses grupos analisam e sintetizam as evidências relevantes, além de considerar fatores como a experiência clínica e os valores e preferências dos pacientes.

No entanto, é importante destacar que as diretrizes são recomendações gerais e devem ser interpretadas e aplicadas com cautela, levando em consideração as características e circunstâncias individuais de cada paciente. A tomada de decisão clínica também deve levar em conta a experiência e o julgamento clínico do profissional de saúde, bem como as preferências e necessidades específicas do paciente.

Em resumo, as diretrizes fornecem uma abordagem baseada em evidências para a prática clínica, ajudando os profissionais de saúde a tomar decisões informadas e consistentes. Elas são úteis para promover a qualidade e a padronização da assistência médica, contribuindo para uma melhor prestação de cuidados e resultados clínicos.

# Figuras dos delineamentos

**Relato de caso**

P ······· p (n = 1) —— Ex —— D

**Série de casos**

P ······· p (n = 1+x) —— Ex —— D

**Estudo de casos e controles**

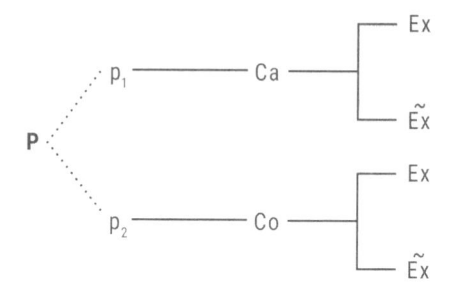

```
            p₁ ——— Ca ——┬── Ex
           ·            └── Ẽx
       P ·
           ·
            p₂ ——— Co ——┬── Ex
                        └── Ẽx
```

**Estudo de coorte**

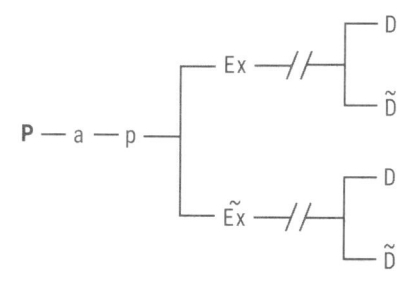

```
                   ┌── Ex ─//─┬── D
                   │          └── D̃
       P — a — p —┤
                   │          ┌── D
                   └── Ẽx ─//─┤
                              └── D̃
```

**Estudo transversal**

```
                 ┌── Ex - D
                 │
                 ├── Ex - D̃
       P — a — p┤
                 ├── Ẽx - D
                 │
                 └── Ẽx - D̃
```

**Estudo ecológico**

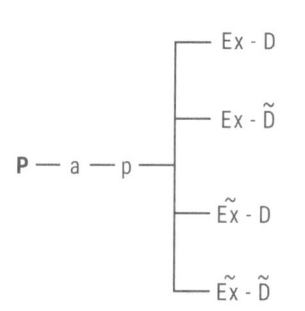

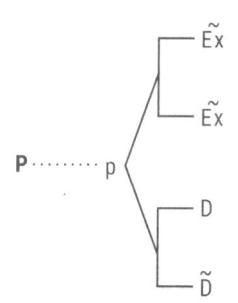

```
              ┌── Ẽx
              │
              ├── Ẽx
       P ······ p
              ├── D
              │
              └── D̃
```

**Quasi-experimento**

**Ensaio clínico randomizado**

**Legenda:**

| | | | |
|---|---|---|---|
| P | População geral | I | Intervenção |
| p | População estudada | R | Randomização |
| a | Amostra | — | Relação |
| Ca | Casos | .... | Relação pressuposta |
| Co | Controles | // | Relativo a tempo transcorrido |
| D | Desfechos | ~ | Ausência do item |
| Ex | Exposição | | |

## Curiosidade

O emblema de Florence Nightingale, também conhecido como Lâmpada da Enfermagem, é um símbolo associado a Florence Nightingale, considerada a fundadora da enfermagem moderna. O emblema consiste em uma lâmpada a óleo com uma chama acesa.

A história por trás do emblema remonta à época em que Florence Nightingale trabalhava como enfermeira durante a Guerra da Crimeia, no século XIX. Durante a noite, ela costumava fazer suas rondas de enfermagem usando uma lâmpada a óleo para iluminar seu caminho enquanto cuidava dos soldados feridos. A lâmpada se tornou um símbolo de cuidado, conforto e esperança para os pacientes.

O emblema da lâmpada da enfermagem é usado como homenagem a Florence Nightingale e seu papel pioneiro na profissão de enfermagem. Ele representa a dedicação, a iluminação do caminho para a cura e a presença compassiva dos enfermeiros no cuidado aos pacientes.

Embora o emblema da lâmpada seja associado a Florence Nightingale e tenha uma conexão histórica com a enfermagem, algumas fontes colocam o Caduceu de Esculápio (mesmo símbolo da medicina) como o símbolo oficial da enfermagem.

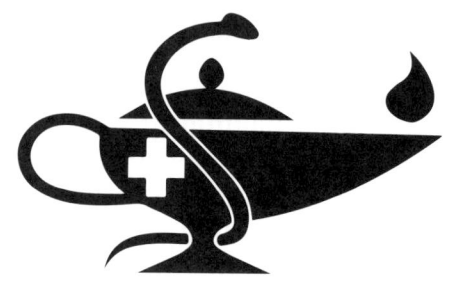

# ERROS SISTEMÁTICOS

Depois que estudamos os delineamentos de estudos clínicos e compreendemos a importância da escolha correta da tipologia de estudo, temos que passar a compreender as potenciais falhas desses estudos: os chamados vieses sistemáticos. Erros ou vieses sistemáticos são, como o próprio nome diz, situações ocorridas na metodologia do estudo que podem interferir, de maneira sistemática, no resultado do estudo, podendo até mesmo invalidá-lo completamente.

Existem várias classificações e subclassificações dos vieses, e não cabe a nós estudá-los a fundo aqui, mas uma ideia sobre eles acho importante ser discutida.

## Vieses de seleção

Um dos primeiros passos quando se vai realizar um estudo, após a definição do delineamento mais adequado para testar nossa hipótese, é a definição da população a ser estudada.

Um exemplo de viés de seleção em estudos médicos é o viés de exclusão. Esse viés ocorre quando os participantes do estudo são selecionados de forma que não representem adequadamente a população que se pretende estudar. Por exemplo, suponha que um pesquisador esteja conduzindo um estudo sobre a eficácia de uma nova droga para tratar uma doença específica. O pesquisador recruta participantes apenas em um único hospital de referência. No entanto, essa instituição pode ter um perfil de pacientes diferente de outros hospitais, com maior acesso a recursos médicos avançados ou com uma população com características demográficas específicas.

Nesse caso, se os participantes selecionados não forem representativos da população geral afetada pela doença, os resultados do estudo podem ser tendenciosos. A nova droga pode parecer mais (ou menos) eficaz do que realmente é devido às características específicas dos pacientes selecionados. Portanto, os resultados do estudo podem não ser generalizáveis para a população em geral.

Esse é apenas um exemplo de viés de seleção em estudos médicos. Existem outros tipos de viés de seleção, como o viés de inclusão, em que os critérios de seleção dos participantes são definidos de forma a favorecer um determinado resultado, ou o viés de sobrevivência, em que apenas os participantes que sobreviveram até o final do estudo são incluídos na análise, distorcendo os resultados.

É importante que os pesquisadores estejam atentos a esses vieses e adotem medidas adequadas para minimizá-los, garantindo a representatividade e a validade dos resultados do estudo.

## Vieses de aferição

Os vieses de aferição, também conhecidos como vieses de medição, são erros sistemáticos que ocorrem durante a coleta ou medição dos dados em estudos clínicos. Esses vieses podem levar a resultados incorretos ou distorcidos, afetando a validade interna e externa dos estudos.

Surgem, por exemplo, quando a medição do desfecho do estudo é influenciada por conhecimento prévio sobre a exposição do participante. Isso pode ocorrer quando os avaliadores sabem a qual grupo de tratamento um participante pertence, levando a uma medição enviesada do desfecho. Por exemplo, se os pesquisadores sabem quais participantes estão recebendo um novo medicamento e quais estão recebendo um placebo, eles podem inconscientemente avaliar os desfechos de forma diferente, levando a resultados distorcidos.

Deve sempre ficar muito claro no estudo quais os critérios utilizados para determinar o desfecho, particularmente quando se utilizam desfechos que são passíveis de interpretação. Quando se usam desfechos duros e inquestionáveis, por exemplo, morte, não se tem muita dúvida se o paciente está morto ou não, mas quando o desfecho é um questionário, por exemplo. Como foi aplicado este questionário? Este questionário é validado ou foi inventado pelos autores? Foi aplicado de maneira imparcial? Tudo isso pode afetar o resultado.

Um aspecto extremamente importante na aferição se refere a se ela foi realizada de maneira cegada para a intervenção. Conforme comentamos, mesmo que inconscientemente, o pesquisador pode beneficiar um grupo se ele acredita que aquela intervenção é benéfica. Um exemplo classicamente utilizado é um estudo em que se prescreveu sulfato ferroso para mulheres para tratamento de fadiga. O grupo-controle do estudo recebeu placebo. Apesar de as mulheres e os pesquisadores não serem informados a qual grupo cada indivíduo estava alocado, um efeito adverso do tratamento facilmente permitia o conhecimento de a qual grupo cada indivíduo estava alocado: o sulfato ferroso caracteristicamente altera a coloração das fezes, tornando-as pretas. As mulheres alocadas para sulfato ferroso tinham alteração das fezes e facilmente descobriam estarem alocadas para o tratamento ativo. Ao saberem que estavam no grupo ativo, melhoravam seu escore de fadiga, um desfecho subjetivo.

### Vieses de confusão

Este grupo engloba ampla gama de situações que, para sua compreensão e detecção, exigem do leitor conhecimento amplo sobre o assunto.

Um exemplo clássico de viés de confusão se deu em um estudo em que se demonstrou que indivíduos magros ou com peso normal morriam mais do que indivíduos obesos (sabe-se que obesidade é um fator de risco independente para vários desfechos, particularmente cardiovasculares). Como explicar os achados desse estudo? Análises detalhadas das características da amostra evidenciaram que a prevalência de tabagismo era muito maior entre aqueles indivíduos magros. Dessa forma, não era o ser magro que estava incutindo um risco maior de morrer, mas o fator confundidor de tabagismo.

Quando se lê qualquer estudo, devemos fazer sempre o que se chama de leitura crítica, avaliando a possibilidade da presença desses e de outros tipos de vieses no estudo que possa invalidar seus resultados.

## Curiosidade

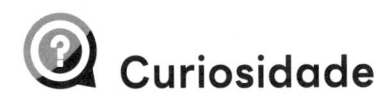

O símbolo da farmácia é conhecido como "emblemata da farmácia" e é composto por uma taça e uma serpente.

A origem desse símbolo remonta à mitologia grega e está associada ao deus Asclépio, também conhecido como Esculápio na mitologia romana, que era o Deus da Medicina e da Cura. A taça, muitas vezes representada como um cálice ou copo, simboliza a medicina e os remédios, enquanto a serpente enrolada ao redor do cálice é um símbolo de cura, associado ao próprio Asclépio.

Na mitologia, Asclépio usava a serpente como um símbolo de cura e rejuvenescimento. Acreditava-se que a serpente possuía propriedades curativas e representava a sabedoria e a regeneração. A associação da serpente com o cálice ou taça na representação da farmácia simboliza o uso dos remédios para a cura e o bem-estar.

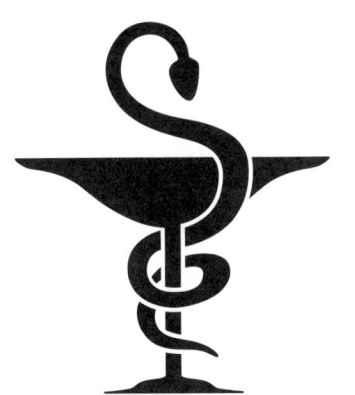

O emblema da farmácia, com a taça e a serpente, é amplamente reconhecido como o símbolo da farmácia em muitos países ao redor do mundo, representando a arte da cura e o papel dos profissionais farmacêuticos na promoção da saúde e no fornecimento de medicamentos.

# MEDIDAS DE ASSOCIAÇÃO E PROBABILIDADE DE CERTEZA

Vamos agora deixar a coisa um pouco mais complexa e ir para onde as pessoas em geral mais odeiam: a matemática e a estatística. Mas não se preocupe; vou transformar na forma mais *palatável* possível, até pelo fato de eu também não ser estatístico nem matemático. Mas um pouco de conhecimento nesta área é fundamental.

Esta parte vamos trabalhar diretamente com exemplos, o que torna o assunto um pouco mais simples. Você lembra que estávamos falando dos delineamentos de pesquisa e que estávamos comparando um grupo com outro. Vamos voltar muitas vezes à questão PICO. Nossos pacientes mordidos por macacos foram, no nosso ensaio clínico randomizado, sorteados para receber antibiótico (intervenção) ou ter a ferida apenas lavada e receberam um placebo no lugar do antibiótico (controle). Acompanhamos esses pacientes no tempo e observamos quantos morreram em cada grupo. Lembrado? Ok, mas como faremos a comparação? Como saberei se o uso de antibiótico é ou não bom? Vou contar quantos morreram no grupo que recebeu antibiótico (incidência de morte no grupo de intervenção) e quantos morreram no grupo que não recebeu antibiótico (incidência no grupo-controle). O risco relativo é a razão dessas duas incidências, ou seja, a incidência no grupo de intervenção dividida pela incidência no grupo-controle.

Vamos tornar o exemplo ainda mais claro criando números para eles, conforme a tabela a seguir.

|  | Antibiótico | Controle |
|---|---|---|
| Viveu | 990 | 900 |
| Morreu | 10 | 100 |

Neste nosso exemplo, 2.000 pessoas foram mordidas por macacos (realmente estamos vivendo uma epidemia de mordedura de macacos); dessas, 1.000 foram randomizadas para receber antibiótico e outras 1.000 foram randomizadas no grupo-controle. A incidência de morte no grupo do antibiótico foi de 10 casos em 1.000, ou seja, 1%. A incidência no grupo-controle foi de 100 casos em 1.000, ou seja, 10%. O risco relativo é calculado dividindo-se o 1% pelos 10%, chegando-se ao valor de 0,1. Como interpretar isso? O risco de morrer usando antibiótico é de 0,1 vezes maior do que o risco de morrer sem tomar antibiótico. Dizer que algo é 0,1 vezes mais é de difícil compreensão, então costumamos inverter a informação e dizemos que o antibiótico previne a morte em 90% (1-0,1 = 0,9; transformando em percentual, 90%).

Quando vemos um benefício relativo de 90%, ficamos muito felizes, mas eles em geral não existem na medicina real. Mas vamos interpretar agora um dado mais palpável, que é o do risco absoluto. Risco absoluto trata-se da diferença de incidência entre os dois grupos, ou seja, a incidência no grupo-controle menos a incidência no grupo de intervenção. No caso temos 10% de mortalidade no grupo-controle menos 1% de mortalidade no grupo de antibióticos, ou seja, 9%. Qual a interpretação? Não é tão simples: de cada 100 pacientes tratados, 9 deixam de morrer por usarem antibiótico. E desse número, parte-se para o número ainda mais palpável, conhecido como NNT – número necessário tratar para prevenir um evento. O NNT é calculado dividindo-se "1" pelo risco absoluto. No caso, 1 dividido por 9% ou 100 dividido por 9. Chegamos ao valor de 11,1 (que por convenção se arredonda sempre para cima). Ou seja, tenho que tratar 12 pacientes com antibiótico para prevenir uma morte por mordedura de macaco. Decepcionado com esse número? Ele é bem bom. São poucas as intervenções em medicina que tem NNTs abaixo de 25.

Eu gosto sempre de ressaltar essas diferenças, entre risco relativo, risco absoluto e NNT, pois elas dão ideias muito diferentes da mesma informação. Risco relativo tem a tendência a supervalorizar os benefícios e NNT a subvalorizar, mas este é o dado mais real. E qual o motivo dessa diferença? Essa diferença é totalmente dependente da frequência ou da raridade do desfecho. Observe que mesmo que não tratada, a mordedura do macaco mata *somente* 10% dos indivíduos. Podemos fazer duas simulações com os mesmos riscos relativos e muito grande diferença de NNT. Veja a seguir.

|        | Antibiótico | Controle |
|--------|-------------|----------|
| Viveu  | 999         | 990      |
| Morreu | 1           | 10       |

Vamos dizer que os macacos escovavam os dentes e sua mordida não está mais tão infectada. Agora as incidências de mortalidade caíram para 0,01% e 0,1%, para os grupos de antibiótico e controle, respectivamente. O risco relativo continuou em 0,1 (ou 90% de redução de risco de morte com antibiótico), mas o risco absoluto saiu de 9% para 0,9%, e consequentemente o NNT subiu para 112. Ou seja, para eventos mais raros os benefícios absolutos são menores e os NNTs são maiores.

Claro até aqui? Espero que sim, pois agora entra a estatística em jogo. Como nunca estudamos a população inteira, mas apenas amostras populacionais, todos os estudos são estimativas da verdade. A partir de amostras populacionais tentamos fazer uma projeção da verdade absoluta para toda a população, entretanto toda estimativa carreia consigo um erro, conhecido como desvio padrão.

Em épocas de eleições e pesquisas eleitorais é quando mais se ouve falar, na mídia leiga, a respeito de desvio padrão e de intervalo de confiança. Lembra? "O candidato fulano tem 30% das intenções de voto, mas pode ser 28% a 32%; o candidato ciclano tem 28% das intenções de voto, podendo ser de 26% a 30%, portanto eles estão em empate técnico". Lembram-se desse texto? O que significa isso? Significa que a verdade só vem no dia da eleição, quando 100% dos votos serão contabilizados, mas as pesquisas questionam uma pequena amostra da população e, por meios estatísticos, estimam a margem de erro.

A mesma coisa ocorre com estudos médicos. Como somente se estuda amostra de pacientes que sofreram mordedura de macaco, e não foram estudados todos os indivíduos que sofreram a mordedura, temos uma estimativa de risco relativo ou de NNT e, portanto, trabalhamos com probabilidades de estarmos certos e com estimativas de tamanho de efeito.

Na área da medicina, estipulou-se um grau de certeza de 95% como sendo adequado, ou seja, quando nossa chance de estarmos errados ao fazer uma afirmação é menor de 5%, consideramos seguro fazer essa afirmação. Dessa forma, a maioria dos estudos apresenta o resultado juntamente com a estimativa do intervalo de confiança de 95%. Outras vezes é dito que a diferença entre os grupos foi estatisticamente significativa com um P < 0,05; isso significa que a chance de estar errada a afirmação é menor do que 5%.

No nosso primeiro caso, dos macacos que não escovavam os dentes, a análise estatística nos diz que o risco relativo é de 0,1 com intervalo de confiança de 0,05 a 0,19, com um P < 0,0001. O NNT é de 11,1 (que já convencionamos chamar de 12) com intervalo de confiança de 95% de 9,1 a 14,2. O que significa esse intervalo de confiança? Que se eu repetir o mesmo estudo 100 vezes em amostras diferentes, em 95% desses estudos o resultado do NNT vai estar entre 10 e 15 (sempre arredondando para cima).

|  | Antibiótico | Controle |
|---|---|---|
| Viveu | 990 | 900 |
| Morreu | 10 | 100 |
| RR 0,1 (0,05-0,18); NNT 12 (10-15); P < 0,0001 | | |

Mas chega de números, matemática e estatística. Quem quiser se aprofundar mais neste tema deve procurar fontes de epidemiologia clínica e bioestatística.

### Desfecho duro, intermediário e substituto

Um detalhe extremamente importante quando se está analisando os resultados de um estudo é qual o tipo de desfecho estamos falando. Os desfechos costumam ser classificados como *duros* (do inglês *hard endpoints*) ou *substitutos* (do inglês *surrogate endpoints*). Alguns autores adicionam os desfechos *intermediários*, que se encontram entre os dois, ou seja, não são os desfechos duros, mas há evidência indireta de que eles se correlacionam com os desfechos duros.

Novamente com exemplos ficará mais claro. Quando estou tratando um paciente que tem hipertensão arterial (pressão alta), qual o meu objetivo? Baixar a pressão? Ou reduzir a ocorrência de complicações crônicas como a miocardiopatia hipertensiva e morte? Baixar a pressão é bom, mas não é o objetivo em si. Como eu costumo falar, não me interessa morrer com a pressão controlada; eu quero viver, sem complicações, com a pressão que for. O mesmo serve para colesterol. Quando trato um paciente com colesterol alto, eu quero baixar o colesterol e prevenir que ele desenvolva as complicações da hipercolesterolemia, que são a aterosclerose, que culmina com o infarto ou a isquemia cerebral.

Temos, sim, evidências de que com alguns medicamentos que baixam colesterol há redução da ocorrência de eventos cardiovasculares. Mas até hoje várias classes de medicamentos já foram testadas e, apesar de várias terem sido capazes de reduzir os níveis de colesterol, apenas uma demonstrou prevenir eventos.

Podemos considerar a redução do nível de colesterol um desfecho *substituto*, a redução das placas de colesterol em uma ecografia de carótidas um desfecho *intermediário* (há evidências de que placas ateroscleróticas se correlacionem com a ocorrência de isquemia cerebral) e a ocorrência de infarto, isquemia cerebral ou **morte** como desfechos *duros*.

## Estatisticamente significativo *versus* clinicamente significativo

Já vimos anteriormente que quando avaliamos uma intervenção e comparamos grupos diferentes, temos vários aspectos a considerar. A presença ou não de diferença entre os grupos nos desfechos é algo complexo por vários motivos. Vimos as diferenças entre desfechos duros, intermediários e substitutos e que devemos priorizar os primeiros, sempre que possível. Vimos que também não basta haver uma diferença numérica entre a ocorrência de desfechos, mas temos que ter uma ideia da precisão da nossa estimativa de diferença com base na análise estatística e estimativa de erro do nosso estudo.

Muitas vezes, particularmente quando não conseguimos aferir desfechos duros, normalmente por serem raros ou difíceis de medir, e temos que utilizar desfechos intermediários ou substitutos, encontramos diferenças que são estatisticamente significativas, ou seja, com um grau de certeza e capacidade de extrapolação da informação para a população em geral muito boa, mas que carecem de relevância clínica.

Voltamos a exemplos para tentar facilitar a compreensão. Vamos considerar um medicamento que tenha por objetivo diminuir o declínio cognitivo de pacientes com quadros de demência, Alzheimer, por exemplo. Sabemos que Alzheimer é uma doença que tem uma história natural de piora progressiva da memória e da capacidade cognitiva do indivíduo. Estou desenvolvendo um medicamento que tem por objetivo estabilizar o quadro e impedir que o paciente piore. Como vou avaliar se o medicamento funciona? Como vou avaliar se o declínio cognitivo foi interrompido? Terei que aplicar um teste cognitivo antes e após o tratamento, comparando um grupo que recebe medicamento com um grupo que não recebe. Vamos dizer que eu aplique o escore minimental (um escore de 0 a 30) e que após 1 ano de tratamento o escore do grupo de tratamento tenha caído 2 pontos e o grupo placebo tenha caído 3 pontos, uma diferença que foi estatisticamente significativa com $P < 0,01$. Ora, o medicamento foi capaz de reduzir a piora do escore com significância estatística. Agora resta a interpretação. Tenho que conhecer a escala minimental para saber se 1 ponto nesta escala tem relevância clínica. O que significa que após 1 ano o grupo tratado terá, em média, 1 ponto a mais nessa escala. Nessa escala, 1 ponto apenas provavelmente não vai melhorar a qualidade de vida do paciente nem dos envolvidos com ele. Ou seja, o estudo demonstrou uma diferença estatisticamente significativa, mas clinicamente irrelevante.

## Curiosidade

O símbolo da nutrição apresenta uma balança que simboliza o equilíbrio. O eixo da balança está localizado na parte central de um escudo, que tem a base e a metade esquerda do eixo preenchidas na cor verde, conforme indicado pelo Conselho Federal de Nutricionistas. A cor verde foi escolhida por representar os cursos da área da saúde.

Uma serpente, representando a saúde, tem seu movimento iniciando por trás do eixo e enrolando-se no eixo da balança, de baixo para cima, da direita para a esquerda, repetindo esse movimento mais uma vez. A serpente é preenchida na cor branca, com suas bordas na cor verde.

Dois ramos de trigo, simbolizando o alimento, são dispostos fora do escudo, contornando a lateral de baixo para cima até a altura dos pratos da balança. Os ramos de trigo são preenchidos na cor branca, com suas bordas na cor verde.

O escudo envolve a balança e a serpente, preenchido na cor branca, enquanto seu contorno é preenchido na cor verde.

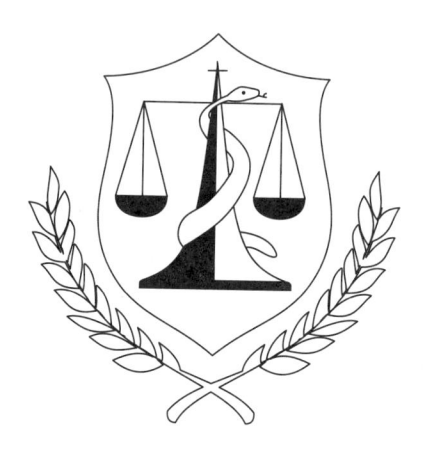

# MEDICINA DE PROBABILIDADE
# *VERSUS* MEDICINA DA CERTEZA

Conforme vimos anteriormente, medicina não é uma ciência exata. Entre as máximas da medicina, está a frase "Nunca diga nunca". São muito raras as situações em medicina em que podemos usar os termos *nunca* e *sempre* e, a cada dia, o uso desses termos vai se tornando cada vez mais raro. Posso dizer que é muito provável que algo ocorra, mas sempre (ou quase sempre) existem as exceções.

A medicina de probabilidade, também conhecida como medicina baseada em evidências, é uma abordagem que valoriza a utilização de evidências científicas atualizadas para a tomada de decisões médicas. Essa abordagem reconhece a existência de incertezas inerentes à prática médica e busca tomar decisões clínicas com base em estudos clínicos bem conduzidos, revisões sistemáticas e metanálises. A medicina de probabilidade valoriza o uso de ensaios clínicos randomizados e controlados como o padrão ouro para avaliar a eficácia de intervenções médicas.

Por outro lado, a medicina de certeza enfatiza o conhecimento e a experiência clínica acumulada ao longo dos anos, bem como a intuição e o julgamento clínico do médico. Essa abordagem se baseia em princípios gerais e experiências anteriores para tomar decisões clínicas, muitas vezes sem uma base científica sólida ou evidências clínicas específicas. Os médicos que seguem a medicina de certeza podem confiar mais em sua própria experiência e no que consideram ser as melhores práticas clínicas, mesmo que essas práticas não tenham sido testadas em estudos formais.

O grande problema da medicina da probabilidade é que quando um paciente busca um atendimento médico, ele não quer que se lhe ofereça uma chance de cura; ele deseja A CURA, ele quer a certeza. E é exatamente nesse ponto que se aproveitam alguns profissionais da saúde "não tão bem intencionados". Quem está doente, principalmente se gravemente doente, não quer uma probabilidade de 30% de melhorar; quem está doente deseja ter a **certeza** de que vai melhorar. E pasmem, mas a maior parte dos tratamentos médicos utilizados hoje em dia tem benefícios que são da ordem de 25-30%. Essa questão eu sempre ressalto nas minhas falas, tanto para meus alunos e residentes, quanto para meus pacientes. Desconfie, e muito, de qualquer profissional da saúde que lhe garanta qualquer coisa, que lhe dê certeza de qualquer coisa. A única certeza que tenho é que não tenho certeza de nada. Escrevendo isso me lembrei de uma frase atribuída a um grande filósofo grego: "Só sei que nada sei" (Não se tem absoluta certeza se Sócrates de fato proferiu exatamente tal frase, porque ela não se encontra compilada nos escritos do seu aluno, Platão. De toda forma, o conteúdo é compatível com as ideias que o filósofo pregava.) Se a medicina baseada em evidência trabalha, como vimos acima, com probabilidades, posso até afirmar que há grande probabilidade de melhora com um tratamento X ou Y, mas não posso dar certeza.

Não raro observamos, em particular atualmente com o advento, disseminação e democratização das redes sociais, profissionais da saúde garantindo resultados com tratamentos. Observamos inclusive propagandas e comerciais na grande mídia de produtos e medicamentos com a garantia de resultado, algumas até mesmo afirmando: "Garantia de resultado ou seu dinheiro de volta". Pegue um paciente com câncer avançado e espalhado (metastático) e diga que ele tem

20% de chance de estar vivo em um ano e veja sua reação. É triste, mas muitas vezes é a realidade. Agora esse paciente pode, por desespero, buscar atendimentos em profissionais *alternativos*, que lhe dizem que picadas de abelhas da subespécie *Apis mellifera sutellata* (a famosa abelha africana) pode combater o câncer, e dão certeza de melhora. O que esse paciente vai fazer, ficar com 20% de chance de estar vivo em um ano (ou 80% de probabilidade de morrer nesse período) ou buscar ser picado por essa espécie de abelha? Obviamente estou dando um exemplo extremo, mas temos muitas vezes situações intermediárias que são tão ou mais graves.

## Curiosidade

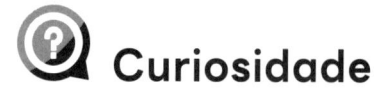

O símbolo da fisioterapia é composto por duas serpentes verdes, um raio dourado e uma moldura que representa um camafeu. Existe uma antiga crença de que as serpentes seriam donas de grande sabedoria, da capacidade de se regenerar (a troca de pele) e a capacidade de curar (através de seu veneno). Além disso, em algumas culturas, esse animal é relacionado à imortalidade e ao ciclo da vida.

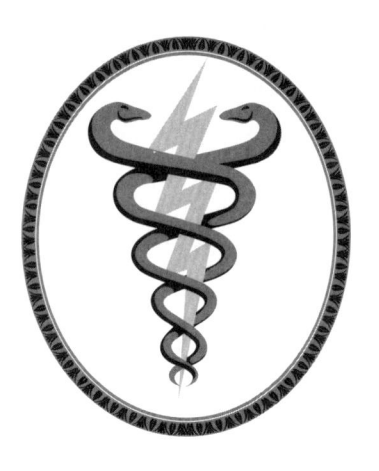

No símbolo da fisioterapia, as serpentes entrelaçadas representam também o curso da energia no corpo humano. Além disso, elas representariam a união dos conhecimentos específicos e complementares, essenciais para o profissional da área. A cor escolhida para representá-las é o verde, uma vez que o tom seria relacionado à natureza, à vida e ao poder da cura.

O raio ao centro do símbolo também possui alguns significados. O raio simboliza a transmissão de conhecimentos e valores importantes para o profissional. O raio também pode representar as técnicas elétricas utilizadas na fisioterapia como tratamento.

Na antiguidade, camafeus eram utilizados como amuletos de proteção, carregando imagens de divindades e figuras mitológicas. No símbolo da fisioterapia, ele resgata esse significado, representando a proteção, a saúde e a boa sorte.

# PACIENTE PASSIVO *VERSUS* PACIENTE MODERNO

No passado, o papel do paciente na relação médico-paciente era frequentemente caracterizado como mais passivo do que na abordagem atual. Historicamente, os pacientes muitas vezes confiavam nos médicos como autoridades em saúde e seguiam suas recomendações sem questionar ou participar ativamente das decisões relacionadas ao seu cuidado. No entanto, ao longo das últimas décadas, houve uma mudança significativa na forma como o papel do paciente é percebido e valorizado. A abordagem centrada no paciente tem ganhado destaque, incentivando a autonomia e a participação ativa dos pacientes em seu próprio cuidado de saúde.

Essa mudança foi impulsionada por vários fatores, incluindo avanços na comunicação e no acesso à informação, movimentos de defesa dos direitos do paciente e um maior reconhecimento da importância da autonomia e da tomada de decisões compartilhadas na obtenção de melhores resultados de saúde. Atualmente, espera-se que os pacientes estejam envolvidos em seu cuidado de saúde, fazendo perguntas, expressando suas preocupações, compartilhando suas preferências e tomando decisões informadas em colaboração com seus médicos. A relação médico-paciente agora é vista como uma parceria, com os pacientes sendo considerados especialistas em sua própria experiência e os médicos fornecendo conhecimento especializado e orientação.

Os pacientes têm o direito e a responsabilidade de tomar decisões informadas sobre seu tratamento com base em informações fornecidas pelos profissionais de saúde. Os médicos e outros profissionais de saúde têm a obrigação de envolver os pacientes na discussão sobre opções de tratamento, riscos e benefícios, e considerar suas preferências e valores individuais. Além disso, a prática baseada em evidências incentiva a participação ativa dos pacientes. A medicina baseada em evidências incorpora a melhor evidência científica disponível, a experiência clínica do médico e as preferências do paciente para tomar decisões compartilhadas sobre o tratamento. Os pacientes são encorajados a fazer perguntas, expressar suas preocupações e participar ativamente das decisões sobre sua própria saúde.

A ideia de que os pacientes são seres passivos está em desacordo com a perspectiva atual de cuidados de saúde centrados no paciente, que promovem a participação ativa e o empoderamento dos pacientes. A parceria entre pacientes e profissionais de saúde é essencial para o sucesso do tratamento e para o alcance dos melhores resultados de saúde possíveis.

# ❓ Curiosidade

O símbolo oficial dos dentistas é conhecido como Esculápio Odontológico ou Bastão de Asclépio Odontológico. Ele é uma variação do caduceu de Esculápio, símbolo da medicina, adaptado para representar a odontologia.

O Esculápio Odontológico consiste em um bastão vertical entrelaçado por uma única serpente, sem asas no topo. O bastão vertical representa o instrumento odontológico, enquanto a serpente entrelaçada simboliza a sabedoria, a cura e a regeneração.

Essa adaptação do caduceu de Esculápio para a odontologia é uma forma de reconhecer a profissão dos dentistas e sua área de atuação específica. O Esculápio Odontológico é frequentemente utilizado em logotipos de clínicas odontológicas, associações profissionais e outros materiais relacionados à odontologia.

É importante ressaltar que, assim como em outros campos da saúde, pode haver variações regionais ou preferências individuais na escolha dos símbolos pelos profissionais ou organizações dentárias. No entanto, o Esculápio Odontológico é amplamente reconhecido e utilizado como símbolo representativo da odontologia.

# QUESTIONE SEU MÉDICO

Para compreender o tratamento, é fundamental estabelecer uma comunicação aberta e participativa com seu médico. Fazer perguntas e buscar esclarecimentos é uma parte importante desse processo, pois ajuda a obter informações detalhadas e a tomar decisões sobre sua saúde. Neste tópico, discutiremos a importância de questionar o médico, forneceremos orientações sobre como fazer perguntas eficazes e exploraremos os benefícios dessa abordagem.

Questionar o médico desempenha papel fundamental no processo de compreensão tanto do diagnóstico, quanto do tratamento e prognóstico. Aqui estão alguns motivos pelos quais isso é importante:

a) **Clareza e entendimento:** Fazer perguntas permite que você obtenha informações claras e compreenda melhor o diagnóstico, as opções de tratamento, os possíveis efeitos colaterais e os resultados esperados. Isso é essencial para tomar decisões informadas sobre sua saúde. Lembre-se: o paciente não é mais agente passivo no processo, mas um agente ativo que tem o direito e a obrigação de participar na tomada de decisão.

b) **Envolvimento ativo:** Ao fazer perguntas, você se torna um participante ativo no seu próprio cuidado de saúde. Isso fortalece a relação médico-paciente e demonstra o seu interesse e comprometimento em compreender todo o processo, do diagnóstico ao tratamento proposto.

c) **Personalização do tratamento:** Cada pessoa é única, e questionar o médico permite que você discuta suas preocupações, expectativas e necessidades específicas. Isso ajuda o médico a adaptar o tratamento de acordo com suas circunstâncias individuais. O que é importante para você pode ser (e diria que muitas vezes é) diferente do que é importante para o médico. Por exemplo, para um indivíduo ficar sem dor pode ser mais importante do que ficar sem um membro, enquanto o médico pode estar tentando, de todas as formas, poupar uma amputação.

d) **Tomada de decisão compartilhada:** Ao questionar o médico, você contribui para a tomada de decisão compartilhada. Esse modelo envolve a colaboração entre o médico e o paciente, levando em consideração as informações médicas, as preferências do paciente e os valores individuais para determinar o curso de tratamento mais adequado.

e) **Proteção contra erros:** Fazer perguntas pode ajudar a identificar erros ou mal-entendidos. Isso é particularmente importante quando se trata de medicações, dosagens e procedimentos médicos. Mas os erros, aqui, podem ser tão grandes quanto a realização de um procedimento com um objetivo que não é o seu objetivo, mas o objetivo do profissional da saúde. No mesmo exemplo anterior, o médico pode *errar* tentando poupar ou preservar um membro quando o objetivo principal é o controle da dor.

Para fazer perguntas eficazes e obter informações relevantes, considere as seguintes orientações:

a) **Prepare-se:** Antes da consulta, anote as perguntas que você gostaria de fazer. Isso o ajudará a não se esquecer de nenhum ponto importante durante a conversa com o médico. Isso é importante tanto em nível ambulatorial quanto em nível de internação. Sempre oriento que pacientes e familiares anotem suas dúvidas. Uma consulta médica dura, de maneira geral, 30-60 minutos. É grande a chance de o paciente esquecer de fazer uma pergunta que vem há semanas ou até meses querendo fazer. Em nível hospitalar, a visita médica também é uma pequena fração das 24h por dia que o paciente fica no leito pensando e conjecturando. Nesses poucos minutos que dura a visita muitas vezes podem ser esquecidas dúvidas importantes no processo decisório.

b) **Seja específico:** Faça perguntas claras e específicas para obter respostas detalhadas. Evite perguntas vagas que possam levar a respostas genéricas. Por exemplo, em vez de perguntar "Qual é o tratamento recomendado?", você pode perguntar "Quais são as opções de tratamento disponíveis para o meu caso?" Lembre-se da pergunta PICO da medicina baseada em evidências. "Para um paciente com a minha situação, a intervenção X ou Y é melhor para melhorar meus sintomas?"

c) **Não tenha medo de perguntar novamente:** Se você não entender uma resposta ou se a informação fornecida for confusa, não hesite em pedir ao seu médico para explicar novamente de forma mais clara. É importante garantir que você tenha uma compreensão completa e precisa.

d) **Anote as respostas:** Durante a conversa, tenha um caderno ou utilize um aplicativo para fazer anotações. Isso ajudará você a lembrar-se das informações discutidas e referências mencionadas. Não tenha medo de parecer um *obsessivo*. Melhor um *obsessivo* que compreende e toma suas decisões bem embasado do que um *relaxado* que volta a questionar por ter esquecido a resposta ou, ainda pior, que toma a decisão errada por não se lembrar das explicações.

e) **Questione sobre alternativas:** Além de perguntar sobre o tratamento recomendado, você também pode questionar sobre outras opções disponíveis, seus benefícios e possíveis efeitos colaterais. Isso permitirá que você tome uma decisão informada ao considerar diferentes opções.

f) **Discuta preocupações e expectativas:** Compartilhe suas preocupações, medos e expectativas com seu médico. Isso estabelecerá uma comunicação aberta e colaborativa, permitindo que vocês trabalhem juntos para tomar decisões sobre seu tratamento. Se suas expectativas estiverem claras, será muito mais fácil atingi-las.

Em resumo, questionar o médico é uma parte essencial do processo de compreensão do tratamento. Isso permite que você obtenha informações detalhadas, tome decisões informadas e se envolva ativamente em seu próprio cuidado de saúde. Ao fazer perguntas, você estará fortalecendo a relação médico-paciente e colaborando para alcançar os melhores resultados de saúde possíveis. Portanto, não hesite em buscar esclarecimentos e fazer perguntas ao seu médico – sua saúde e bem-estar são prioridade.

## 🛈 Curiosidade ─────────────────

No Brasil, a habilitação para solicitar exames e prescrever medicamentos é concedida a profissionais de saúde específicos. A seguir os profissionais habilitados para exercer essas funções, de acordo com a legislação atual:

**Médicos:** Os médicos têm autoridade para solicitar exames diagnósticos, interpretar os resultados e prescrever medicamentos, de acordo com a sua formação e especialidade.

**Odontólogos (dentistas):** Os odontólogos estão autorizados a solicitar exames relacionados à saúde bucal, bem como prescrever medicamentos para o tratamento de condições odontológicas.

**Médicos-veterinários:** Os médicos-veterinários têm permissão para solicitar exames laboratoriais e de imagem para diagnóstico de **animais**, bem como prescrever medicamentos para o tratamento de doenças e lesões em animais.

**Biomédicos:** Os biomédicos podem solicitar exames laboratoriais e de imagem como parte do diagnóstico, bem como interpretar e fornecer laudos desses exames.

**Farmacêuticos:** Os farmacêuticos podem solicitar exames laboratoriais relacionados à farmacoterapia, como monitoramento de níveis de medicamentos e avaliação de parâmetros bioquímicos. Eles também podem participar de prescrições farmacêuticas e ajustes de medicamentos, de acordo com o âmbito de sua prática.

É importante observar que, embora esses profissionais tenham autoridade para solicitar exames e prescrever medicamentos, cada profissão tem suas competências específicas e limitações. Além disso, as regulamentações podem variar, e é sempre recomendado verificar as diretrizes e os regulamentos específicos de cada profissão e de cada Estado brasileiro.

# CONFLITOS DE INTERESSE EM MEDICINA

Os conflitos de interesse na medicina referem-se a situações em que os interesses pessoais, financeiros ou de outra natureza de um profissional de saúde ou instituição podem influenciar sua conduta profissional e decisões clínicas, muitas vezes em detrimento dos melhores interesses dos pacientes. Esses conflitos podem surgir em várias formas e em diferentes contextos da prática médica.

a) **Relações financeiras:** Quando médicos ou instituições têm vínculos financeiros com empresas farmacêuticas, fabricantes de dispositivos médicos ou seguradoras de saúde, pode haver uma tendência para prescrever medicamentos ou usar dispositivos específicos que estejam relacionados aos interesses financeiros envolvidos, em vez de considerar as melhores opções para o paciente. Por exemplo, se eu tenho ações da empresa que produz determinado dispositivo, terei a tendência, consciente ou não, de usar o dispositivo dessa empresa, quer seja ele a melhor escolha ou não. Conflito financeiro pode também ser caracterizado se eu for remunerado pelo procedimento que eu indico: o paciente pode ser tratado clinicamente ou cirurgicamente, entretanto, com tratamento clínico, quem vai lucrar vai ser a farmácia; se indicar uma cirurgia, quem vai ter benefício monetário serei eu, o cirurgião (a propósito, eu não sou cirurgião).

b) **Patrocínio e pesquisa:** A indústria farmacêutica e outras empresas podem financiar pesquisas clínicas e estudos científicos. Embora isso seja importante para avançar na medicina, pode haver um risco de viés nos resultados e interpretação dos dados quando há um conflito de interesse entre os pesquisadores e os patrocinadores. Já está bem estabelecido, através de estudos científicos (do tipo revisão sistemática), que estudos que são patrocinados pela indústria farmacêutica têm chance quatro vezes maior de terem resultados positivos (demonstrando que o novo medicamento é melhor que o antigo) (*Pharmaceutical industry sponsorship and research outcome and quality: systematic review.* BMJ 2003;326:1167).

c) **Palestras e consultorias:** Médicos frequentemente são convidados a fazer palestras e consultorias para a indústria farmacêutica ou outras empresas de saúde. Embora essa prática possa fornecer informações valiosas, também pode criar conflito de interesse se o médico passar a promover ou recomendar produtos ou serviços dessas empresas sem uma análise crítica adequada. Esses palestrantes costumam ser pessoas influentes na sociedade científica, sendo formadores de opinião. Congressos científicos costumam ser patrocinados pela indústria farmacêutica e costumam ter palestras estratégicas sobre assuntos determinados, em geral propagando um insumo de interesse da patrocinadora.

d) **Comissões e benefícios financeiros:** Alguns médicos podem receber comissões ou benefícios financeiros por encaminhar pacientes para determinados hospitais, laboratórios ou outros profissionais de saúde. Esses acordos podem afetar as decisões de encaminhamento, independentemente do melhor interesse do paciente.

e) **Relações pessoais:** Conflitos de interesse também podem surgir de relações pessoais entre médicos e pacientes, como parentesco, amizade ou relacionamentos românticos. Essas conexões podem influenciar negativamente o julgamento clínico imparcial e a tomada de decisões. A alteração de julgamento pode fazer com que o médico seja invasivo demais ou mesmo que subestime as queixas do paciente.

É importante ressaltar que nem todo conflito de interesse resulta em comportamento antiético ou prejudicial aos pacientes. No entanto, a transparência e a gestão adequada desses conflitos são essenciais para garantir a integridade da prática médica e a confiança dos pacientes. Muitas organizações médicas têm diretrizes e políticas para lidar com conflitos de interesse e promover a transparência e a prestação de contas dos profissionais de saúde.

# ⓘ Curiosidade

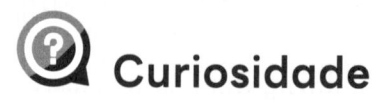

A busca de artigos científicos evoluiu consideravelmente ao longo das últimas décadas, com avanços tecnológicos e mudanças nas formas de armazenamento e acesso à informação. Vou descrever essa evolução desde o *Index Medicus* até a chegada da Internet e dos bancos de dados *on-line*:

**Index Medicus:** O *Index Medicus* foi um dos primeiros índices bibliográficos que compilaram referências de artigos científicos em periódicos médicos. Ele foi publicado pela primeira vez nos Estados Unidos em 1879 e forneceu aos pesquisadores uma forma de encontrar literatura científica relevante em suas áreas de interesse. O acesso ao *Index Medicus* era geralmente feito por meio de bibliotecas e periódicos impressos.

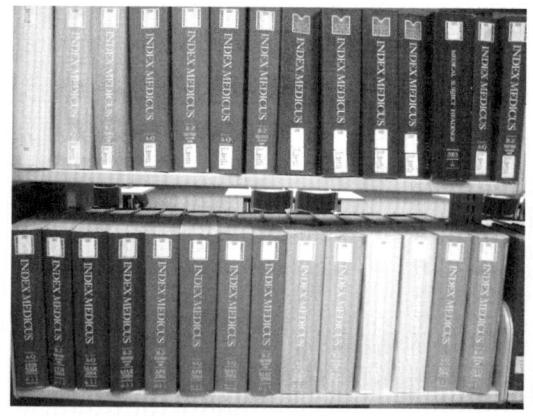

rosefirerising | flickr

**Pesquisas em CD-ROM:** A partir da década de 1980, as pesquisas em CD-ROM se tornaram mais comuns. Os periódicos científicos começaram a ser compilados em CDs, permitindo a busca e o acesso *off-line* a artigos científicos. Isso proporcionou uma forma mais eficiente de recuperar informações, mas ainda era limitado em termos de disponibilidade e atualização dos dados.

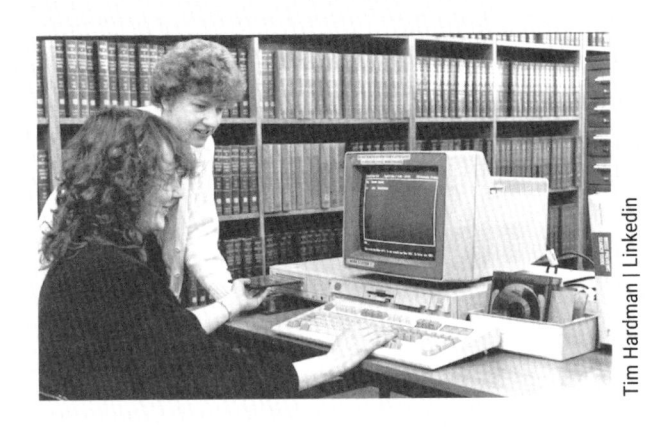

Tim Hardman | Linkedin

**Internet e Bancos de Dados *On-line*:** Com o avanço da Internet, houve uma revolução na busca de artigos científicos. Os bancos de dados *on-line* tornaram-se mais acessíveis e abrangentes. Alguns dos principais bancos de dados científicos e médicos, como PubMed, Scopus e Web of Science, foram lançados e disponibilizados na *web*. Eles oferecem uma vasta coleção de artigos científicos, permitindo buscas rápidas e precisas por meio de palavras-chave, autores, títulos e outros critérios de pesquisa.

# O SISTEMA ÚNICO DE SAÚDE

O Sistema Único de Saúde (SUS) é um dos maiores e mais complexos sistemas de saúde do mundo. Criado em 1988, pela Constituição Federal do Brasil, o SUS tem como objetivo garantir o acesso universal, integral e igualitário à saúde para toda a população do país. O SUS é um sistema tripartite, ou seja, envolve a participação e o financiamento dos três níveis de governo: federal, estadual e municipal. Essa forma de organização permite uma maior descentralização das ações e dos serviços de saúde, levando em consideração as especificidades e demandas de cada região.

Uma das principais características do SUS é a sua universalidade, que significa que todos os cidadãos brasileiros têm direito à saúde, independentemente de sua condição socioeconômica. Além disso, o SUS é pautado pelos princípios da integralidade, ou seja, busca oferecer uma atenção integral à saúde, contemplando desde a prevenção até a reabilitação, e da equidade, que visa a reduzir as desigualdades e garantir tratamento justo a todos.

O SUS é responsável por uma ampla gama de serviços e ações de saúde, que incluem desde o atendimento básico, realizado nos postos de saúde, até os procedimentos de alta complexidade, como transplantes e cirurgias especializadas. Além disso, o SUS também é responsável pela produção de medicamentos, pela vigilância em saúde e pela formação de profissionais da área. Apesar dos desafios enfrentados pelo SUS, como a falta de recursos financeiros e a sobrecarga do sistema, são inegáveis a importância e os avanços alcançados ao longo dos anos. O SUS tem sido fundamental para a melhoria da qualidade de vida da população brasileira, com a ampliação do acesso a serviços de saúde e a redução da mortalidade infantil e materna, por exemplo.

Outro aspecto relevante do SUS é a participação social, que envolve a participação ativa da sociedade na formulação e no controle das políticas de saúde. Isso é realizado por meio dos Conselhos de Saúde, compostos por representantes do governo e da sociedade civil, que têm o papel de acompanhar e fiscalizar a execução das políticas públicas. No entanto, apesar dos avanços, o SUS ainda enfrenta desafios a serem superados. A falta de investimentos adequados, a demora no atendimento e a desigualdade regional são questões que precisam ser enfrentadas. É fundamental fortalecer e ampliar o financiamento do SUS, garantindo recursos suficientes para o funcionamento adequado do sistema e para a melhoria da qualidade dos serviços prestados.

O SUS é um patrimônio do povo brasileiro e uma conquista importante na área da saúde. É um sistema que busca garantir o direito à saúde como um direito universal, humano e integral. Para que o SUS cumpra plenamente sua missão, é necessário o engajamento de toda a sociedade, a valorização dos profissionais de saúde e o comprometimento dos gestores públicos. Somente dessa forma poderemos alcançar uma saúde de qualidade para todos.

"Mas falta médico no SUS" – alguém pode dizer. Infelizmente, nos últimos anos, as decisões políticas foram mais no sentido de aumentar o número de escolas de medicina e de médicos formados do que na qualidade dos médicos formados. Apesar de os números sugeridos pela Organização Mundial da Saúde de densidade de profissionais médicos por habitante estarem sendo alcançados no Brasil, indubitavelmente existe uma concentração de profissionais em grandes centros.

E qual o motivo? Ou quais os motivos? Podemos elencar vários: [1] Falta de uma política de carreira médica pública, assim como existe, por exemplo, no Judiciário (um concurso público para juiz o coloca no interior e, progressivamente, ele pode ir sendo *promovido* para próximo a grandes centros). [2] Falta de estrutura médica no interior: atualmente o médico e seu estetoscópio não conseguem fazer muita coisa, com toda a tecnologia que se desenvolveu nos últimos anos. Em municípios muito pequenos, muitas vezes o médico fica sem quaisquer recursos outros que aquele que ele mesmo providencia. [3] Falta de valorização do médico generalista: nos últimos anos até se iniciou novamente uma valoração do médico de família e do médico generalista, mas até recentemente trabalhar num posto de saúde era algo quase que pejorativo. Médicos generalistas são subvalorizados, não só pelos empregadores (públicos e privados), mas pela própria sociedade. Quando você está com dor no peito, procura qual médico? Provavelmente um cardiologista. Mas dor no peito pode ser doença cardíaca, esofágica, vascular, dermatológica, osteomuscular. Talvez o melhor seria procurar um clínico geral. [4] As Faculdades de Medicina ensinam a medicina *de ponta*: A maior parte das escolas de medicina são centros terciários de atendimento e os alunos aprendem e são treinados nesses centros terciários, onde se ensina tudo sobre o mais moderno, e muitas vezes se "esquece de ensinar o que fazer com o estetoscópio". Quando se ensina a *ponta*, como querer que os novos profissionais queiram fazer o *básico*?

É importante ressaltar um aspecto muitas vezes confundido: *O SUS é de graça, a saúde não!* O que quero dizer com isso? Todo cidadão no Brasil tem direito a receber os benefícios do SUS, mas a saúde não é gratuita. As pessoas têm que colaborar e se esforçar para ter atitudes que propiciem a sua saúde, ou seja, hábitos saudáveis de vida: alimentação adequada, prática de atividade física regular, evitar vícios como tabagismo ou consumo abusivo de bebidas alcoólicas. Não raro vemos pacientes exigindo seu direito à saúde e reclamando e culpando o SUS, porém sem fazer a sua parte para combater a falta de ar, por exemplo, situação tipicamente relacionada a obesidade, tabagismo e sedentarismo. Pense a respeito. Você está fazendo a sua parte pela sua saúde?

## 🔍 Curiosidade

O primeiro ensaio clínico randomizado da história da medicina é frequentemente atribuído ao médico britânico James Lind, que conduziu um estudo em 1747 para investigar possíveis tratamentos para o escorbuto em marinheiros da Marinha Real Britânica.

Naquela época, o escorbuto era uma doença devastadora entre os marinheiros de longa viagem, causada pela deficiência grave de vitamina C. A doença resultava em sintomas como fraqueza, sangramento das gengivas, fadiga extrema e até mesmo a morte. A causa exata do escorbuto ainda não era conhecida, e os médicos não tinham certeza sobre qual tratamento era eficaz.

James Lind conduziu um experimento envolvendo 12 marinheiros que sofriam de escorbuto. Ele dividiu os marinheiros em seis grupos, cada um recebendo um tratamento diferente:

- Um grupo recebeu água de mar.
- Outro grupo recebeu vinagre.
- Um terceiro grupo recebeu alho.
- Um quarto grupo recebeu uma pasta de mostarda.
- Um quinto grupo recebeu um elixir à base de ácido sulfúrico.
- O sexto grupo recebeu duas laranjas e um limão diariamente.

O grupo que recebeu as laranjas e o limão demonstrou uma melhora dramática em seus sintomas de escorbuto, enquanto os outros grupos não tiveram melhora significativa. Isso levou Lind a concluir que o consumo de frutas cítricas era eficaz no tratamento e na prevenção do escorbuto devido ao alto teor de vitamina C.

Embora a abordagem experimental de Lind não tenha sido totalmente controlada como entendemos hoje em ensaios clínicos modernos, esse estudo pioneiro marca o início do método científico de investigação controlada e aleatória na medicina. A abordagem de Lind destacou a importância de comparar diferentes tratamentos de forma sistemática para determinar sua eficácia.

Esse evento histórico marcou o início de uma evolução contínua na pesquisa clínica, que culminou no desenvolvimento dos ensaios clínicos randomizados controlados por placebo que são amplamente usados hoje para avaliar a eficácia e a segurança de tratamentos médicos.

# O SISTEMA DE SAÚDE COMPLEMENTAR

O sistema de saúde complementar do Brasil desempenha papel importante na oferta de serviços de saúde além do sistema público. Ele consiste em planos de saúde privados oferecidos por empresas e organizações, que podem ser adquiridos individualmente ou por meio de associações e empregadores. Esse sistema complementar tem crescido significativamente nos últimos anos, abrangendo uma parte considerável da população brasileira.

Uma das principais vantagens do sistema de saúde complementar é a oferta de serviços médicos e hospitalares com maior agilidade e conforto. Os beneficiários desses planos têm acesso a uma ampla rede de hospitais, clínicas e profissionais de saúde, podendo agendar consultas e procedimentos de forma mais rápida e, de maneira geral, sem as longas filas do sistema público. Além disso, o sistema de saúde complementar oferece uma variedade de opções de cobertura e planos adaptados às necessidades individuais dos usuários. Existem planos mais simples, que cobrem consultas e exames básicos, até planos mais completos, que incluem internações, cirurgias e tratamentos especializados.

Outro aspecto positivo é a possibilidade de escolha do profissional de saúde. Os beneficiários dos planos complementares têm a liberdade de selecionar o médico, dentista ou especialista de sua preferência, desde que esteja credenciado pelo plano escolhido. Isso garante maior autonomia e satisfação aos usuários.

No entanto, o sistema de saúde complementar também está associado a problemas e limitações. O custo dos planos pode ser elevado para algumas pessoas, tornando-os inacessíveis para uma parcela da população. Além disso, existem problemas relacionados à regulação e fiscalização desses planos, o que pode levar a abusos e dificuldades para os usuários em determinadas situações. Outra questão importante é a desigualdade no acesso aos serviços de saúde. Enquanto algumas regiões e segmentos da população contam com ampla oferta de planos de saúde complementar, outras áreas mais remotas e populações de baixa renda têm dificuldades em encontrar opções acessíveis.

Também é fundamental fortalecer a integração entre o sistema público e o privado, de modo a otimizar o uso dos recursos e evitar a duplicidade de serviços. A colaboração entre esses dois sistemas pode resultar em uma melhoria geral do atendimento à saúde no país. Não raro observamos pacientes que iniciam uma investigação pelo plano, fazem alguns exames, e/ou perdem o plano ou apresentam limitações de cobertura do plano e vão complementar a avaliação no SUS. Muitas dessas vezes se inicia do zero a avaliação, desperdiçando avaliações já realizadas. Essa realidade se dá também dentro do próprio SUS. Alguns pacientes têm o vínculo da avaliação cardiológica, por exemplo, em um centro terciário e a avaliação pneumológica em outro, sendo que acabam fazendo exames que podem ser úteis para ambas avaliações nos dois centros.

Outra questão muitas vezes envolvida no sistema de saúde complementar (ocasionalmente também no SUS, mas menos frequentemente), é o usuário (paciente) *exigir* que o médico lhe solicite as famosas *baterias completas* de exames, com o velho discurso do "Eu estou pagando, quero fazer tudo o que tenho direito, e um pouco mais". Esse discurso é infelizmente muito frequente e acarreta no uso irracional de recursos, para não falar no risco de fazer procedimentos sem a real indicação. Esses riscos podem ser relacionados diretamente ao exame, por exemplo, perfuração esofágica durante uma endoscopia, ou indiretos, como, por exemplo, após fazer uma endoscopia sem indicação médica precisa, o paciente apresenta vômitos e, como havia sido sedado para o procedimento, aspira o conteúdo para os pulmões, faz uma pneumonia que necessita de tratamento, e pelo tratamento da pneumonia necessita usar um antibiótico que lhe causa insuficiência renal e passando a precisar fazer hemodiálise. Obviamente estou citando uma sequência catastrófica de eventos, mas não impossível. Outro aspecto desse "uso irracional dos direitos" é que certamente o plano de saúde vai repassar o custo desse uso para a mensalidade do plano, encarecendo o plano de saúde.

No geral, o sistema de saúde complementar do Brasil desempenha papel relevante na oferta de serviços de saúde à população. Apesar dos desafios, ele contribui para a diversificação e ampliação das opções de atendimento, permitindo que os usuários tenham maior liberdade de escolha e acesso a serviços de qualidade. No entanto, é necessário um esforço contínuo para melhorar a regulação, reduzir as desigualdades e promover a integração entre os sistemas público e privado.

## ⓘ Curiosidade

A primeira mulher médica da história foi provavelmente Merit Ptah, que viveu no Egito Antigo por volta de 2700 a.C. Ela é reconhecida como a primeira mulher a exercer a medicina, embora a informação disponível sobre sua vida seja limitada e fragmentada.

Merit Ptah era uma proeminente figura na corte do faraó Djoser, da Terceira Dinastia egípcia. Ela detinha o título de "Supervisora das Senhoras Médicas" e era responsável por um grupo de médicas e parteiras. Seu trabalho envolvia o tratamento de doenças, ferimentos e outras questões de saúde, além de ensinar suas habilidades a outras mulheres.

Embora a maioria das informações sobre Merit Ptah sejam baseadas em inscrições encontradas em sua tumba, ela é amplamente reconhecida como uma pioneira na medicina, demonstrando a capacidade das mulheres de contribuírem para a prática médica desde tempos antigos.

Importante notar que a história da medicina tem muitos outros exemplos de mulheres que contribuíram para a prática médica e a pesquisa ao longo dos séculos. Ainda que as oportunidades para as mulheres fossem muitas vezes limitadas em várias sociedades e períodos históricos, muitas mulheres persistiram e deixaram legado importante na área da medicina.

# A INDÚSTRIA FARMACÊUTICA

A indústria farmacêutica investe significativamente em pesquisa e desenvolvimento de novos medicamentos, financiando estudos clínicos que são conduzidos de acordo com rigorosos padrões científicos. Esses estudos são essenciais para fornecer evidências sobre a eficácia e a segurança dos medicamentos, permitindo que os profissionais de saúde tomem decisões informadas sobre o tratamento de seus pacientes.

Os medicamentos desenvolvidos pela indústria farmacêutica passam por um processo rigoroso de aprovação pelas agências reguladoras, como a Food and Drug Administration (FDA) nos Estados Unidos e a Agência Nacional de Vigilância Sanitária (Anvisa) no Brasil. Essas agências avaliam os dados de estudos clínicos e outros dados relevantes para determinar se um medicamento é seguro e eficaz para uso em pacientes.

No entanto, é importante destacar que a relação entre a indústria farmacêutica e a medicina baseada em evidências também pode impor desafios. Algumas críticas apontam para o potencial de conflitos de interesse, uma vez que as empresas farmacêuticas têm interesse econômico em promover seus próprios medicamentos. Além disso, pode haver viés na divulgação de resultados de estudos clínicos, com uma tendência a enfatizar resultados positivos e minimizar resultados negativos. Esses desafios destacam a importância de uma abordagem transparente e independente na condução e divulgação de pesquisas, bem como na análise crítica das evidências disponíveis. Por isso a importância do conhecimento da metodologia utilizada pela medicina baseada em evidências, tanto pelos médicos quanto pelos pacientes, objetivo deste livro.

Os conflitos de interesses já foram muito bem demonstrados em várias publicações, tanto de artigos científicos quanto de livros a esse respeito.

Em 2003, em estudo publicado em uma das mais prestigiadas revistas britânicas de medicina, a *British Medical Journal*, demonstrou que estudos patrocinados pela indústria farmacêutica tinham uma probabilidade 4,05 vezes maior de apresentarem resultados positivos do que estudos que não tinham a participação da indústria, caracterizando um viés sistemático em favor do patrocinador do estudo.

Se quiser se aprofundar no assunto, há uma autora imperdível: Marcia Angell é autora de um livro amplamente conhecido intitulado *The Truth About the Drug Companies: How They Deceive Us and What to Do About It* ("A Verdade sobre as Companhias Farmacêuticas: Como Elas nos Enganam e o que Fazer sobre Isso"), publicado em 2004. Nesse livro, Angell examina várias questões relacionadas à indústria farmacêutica, incluindo a influência das empresas na pesquisa, no desenvolvimento e na comercialização de medicamentos, além de abordar questões éticas e econômicas. *The Business of Medicine* ("Os Medicamentos como Negócio"), publicado em 2009, também é um livro escrito por Marcia Angell que analisa a indústria farmacêutica e seus impactos no sistema de saúde. Essas obras são consideradas importantes contribuições para a compreensão dos desafios e questões éticas relacionados à indústria farmacêutica. Recomendo procurar esses livros para obter mais informações sobre as visões e análises de Marcia Angell em relação ao assunto.

Em última análise, a indústria farmacêutica desempenha papel essencial na medicina baseada em evidências, fornecendo medicamentos comprovados por meio de estudos clínicos rigorosos. No entanto, é necessário um monitoramento constante e uma abordagem crítica para garantir que a relação entre a indústria farmacêutica e a medicina seja pautada por princípios éticos e no melhor interesse dos pacientes.

## 💡 Curiosidade

A Agência Nacional de Vigilância Sanitária (ANVISA) é uma autarquia federal vinculada ao Ministério da Saúde do Brasil, responsável pelo controle, regulação e fiscalização de produtos e serviços que afetam a saúde da população. A ANVISA foi criada em 1999, pela Lei n.º 9.782, como parte de um esforço para aprimorar o sistema regulatório de saúde do país.

As principais atribuições da ANVISA incluem:

**Regulação de medicamentos e produtos de saúde:** A ANVISA é responsável por regulamentar a fabricação, registro, comercialização, importação, distribuição e controle de qualidade de medicamentos, dispositivos médicos, produtos para diagnóstico, materiais de uso em saúde e outros produtos relacionados à saúde.

**Controle de alimentos:** A agência regula a segurança alimentar, estabelecendo normas e padrões para a produção, rotulagem, comercialização e distribuição de alimentos no Brasil.

**Vigilância sanitária:** A ANVISA realiza inspeções e fiscalizações em estabelecimentos que lidam com produtos sujeitos à sua regulação, garantindo que estejam em conformidade com as normas sanitárias.

**Regulação de cosméticos e produtos de higiene:** A agência também regula a fabricação, rotulagem e comercialização de cosméticos, produtos de higiene pessoal e perfumes.

**Controle de agrotóxicos e pesticidas:** A ANVISA regula o registro e uso de agrotóxicos, produtos veterinários e outros produtos químicos que possam afetar a saúde humana.

**Controle de tabaco:** A agência é responsável por regulamentar a produção, venda e publicidade de produtos derivados do tabaco, visando à redução dos danos causados pelo tabagismo.

**Educação em saúde:** A ANVISA também realiza campanhas educativas e fornece informações à população sobre questões relacionadas à saúde, segurança alimentar e uso adequado de produtos regulados.

A ANVISA desempenha papel crucial na proteção da saúde pública no Brasil, garantindo que os produtos e serviços disponíveis no mercado sejam seguros, eficazes e de qualidade. Suas regulamentações e fiscalizações contribuem para a prevenção de riscos à saúde e para a promoção do bem-estar da população.

# PROPAGANDA E A INCORPORAÇÃO DE TECNOLOGIAS EM SAÚDE

O mercado da saúde tem uma particularidade que o torna diferente de todos os outros mercados. Sim, saúde é um mercado. Mas qual é essa característica ímpar? Vamos começar pelo mercado tradicional: se EU vou comprar um veículo, EU vou escolher o veículo, EU vou usufruir o veículo, EU vou me submeter aos benefícios do veículo, EU vou me submeter aos riscos do veículo, e EU vou pagar pelo veículo. Ou seja, EU sou o sujeito da ação e EU arco com minha decisão. Se eu economizo e compro um carro sem algum dispositivo de segurança eu tenho o benefício de gastar menos, mas também eu me submeto ao risco de não dispor desse recurso.

Agora vejamos o funcionamento do mercado da saúde. Para esta análise vamos considerar um indivíduo que chega com queixa de dor no peito. Esse indivíduo vai num médico que vai definir a conduta a que esse paciente vai ser submetido. O médico vai escolher entre não fazer nenhum exame, fazer um eletrocardiograma, uma cintilografia ou um cateterismo cardíaco. Quem vai se submeter a esses procedimentos, seus benefícios e riscos, é o paciente. Quem vai pagar por esse procedimento é o plano de saúde ou o SUS. Ou seja, um indivíduo decide, outro paga e um terceiro é que vai ser submetido, colher os benefícios e sofrer os riscos. Tudo muito diferente do mercado tradicional. Podemos incluir ainda mais alguns itens nesse processo decisório. Se o médico for um cardiologista que faz cateterismo, há o conflito de interesses envolvido, pois se ele pedir uma cintilografia miocárdica, quem vai lucrar com o procedimento é o hospital ou a clínica onde ele for fazer o exame; se ele indicar um cateterismo cardíaco, ele vai ser remunerado por esse procedimento.

Essa característica do mercado da saúde, de o definidor do gasto/investimento não ser nem o pagador nem o beneficiário, já foi ressaltado por Milton Friedman, um dos mais importantes economistas da história. Friedman propôs quatro formas de gastar dinheiro. São elas:

1) **Gasto do próprio dinheiro em si mesmo:** Neste caso, as pessoas tendem a gastar de forma mais cuidadosa, buscando o melhor valor pelo dinheiro investido, pois é o próprio bolso que está sendo afetado.

2) **Gasto do próprio dinheiro em outra pessoa:** Quando gastamos nosso dinheiro em benefício de outra pessoa, ainda há um certo cuidado, mas pode haver menos eficiência, pois não sentimos o impacto direto.

3) **Gasto do dinheiro de outra pessoa em si mesmo:** Aqui, as pessoas tendem a gastar mais, buscando suas próprias satisfações, mas sem o mesmo nível de cuidado quanto ao valor ou qualidade do que estão comprando, pois não estão gastando seu próprio dinheiro.

4) **Gasto do dinheiro de outra pessoa em outra pessoa:** Essa é a forma menos eficiente de gastar, já que não há incentivo para economizar ou buscar o melhor valor, uma vez que não há conexão direta com o dinheiro gasto. O gasto com saúde entra nesse quarto grupo.

Quando falamos em outras áreas, como medicamentos, podemos incluir a pressão da indústria farmacêutica, provavelmente a indústria com maior investimento de *marketing* que existe. Para terem uma ideia, já devem ter visto em consultórios médicos a presença dos representantes de laboratório fazendo propaganda de medicamentos e distribuindo amostras *grátis*. A estimativa é que exista um representante de laboratório para cada três médicos. Além desse investimento, temos as propagandas na mídia leiga, hoje em dia mais regulamentada, mas ainda presentes e muitas vezes travestidas.

A Conitec (Comissão Nacional de Incorporação de Tecnologias no Sistema Único de Saúde) foi criada no Brasil no dia 12 de janeiro de 2011. A Conitec é uma comissão vinculada ao Ministério da Saúde e tem como objetivo assessorar o governo na tomada de decisões sobre a incorporação, exclusão ou alteração de tecnologias em saúde no âmbito do Sistema Único de Saúde (SUS). Ela é responsável por avaliar a eficácia, a segurança e a relação custo-efetividade das tecnologias em saúde, bem como definir critérios para a sua utilização no SUS.

Outro agente da incorporação de tecnologias em saúde é o Judiciário. Hoje em dia, muitas vezes pacientes entram na justiça contra o Estado ou contra os planos de saúde para receberem algum tratamento não previsto pelas políticas públicas ou não cobertas pelos planos. De maneira geral, o Judiciário se coloca em favor do solicitante e manda que o réu (Estado ou plano de saúde) forneça o procedimento ou medicamento. O Judiciário está, nessa situação, sendo mais um personagem na incorporação de tecnologias em saúde. Isso pode ser bom ou não. Quando o sistema de saúde está defasado, o Judiciário pode ser um agente de agilização das incorporações. Entretanto, o Judiciário pode também ser agente de incorporação de tecnologias que não devessem estar sendo introduzidas, quer por falta de eficácia, quer por uma relação de custo-efetividade extremamente desfavorável que pode inviabilizar a manutenção do sistema (público ou privado) de saúde.

**Agentes de incorporação**

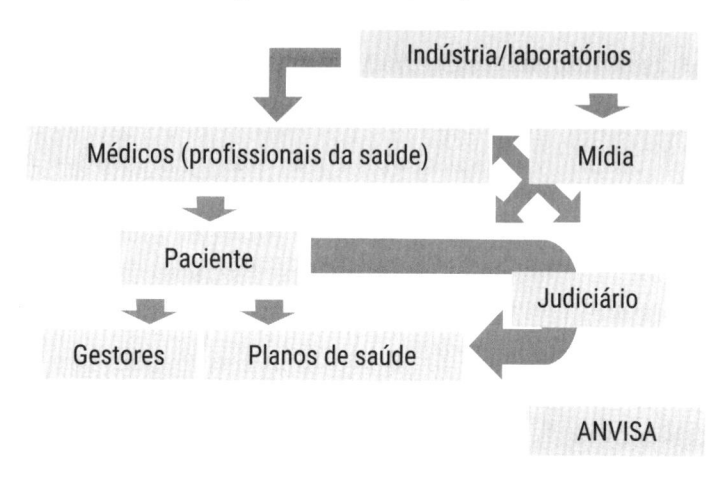

Indústria/laboratórios
Médicos (profissionais da saúde)
Mídia
Paciente
Judiciário
Gestores
Planos de saúde
ANVISA

## ❓ Curiosidade

A classificação das principais revistas médicas pode variar de acordo com critérios, como fator de impacto, alcance global e relevância em diferentes áreas da medicina. No entanto, algumas das revistas médicas mais renomadas e influentes, frequentemente consideradas entre as melhores do mundo, incluem:

1) *The New England Journal of Medicine* (NEJM): Fundada em 1812, a NEJM é uma das revistas médicas mais antigas e prestigiadas, publicando pesquisas clínicas, descobertas científicas e estudos relevantes em diversas áreas da medicina.
2) *The Lancet*: Fundada em 1823, esta revista médica britânica é conhecida por suas publicações abrangentes sobre pesquisas clínicas, ciências da saúde e questões médicas globais.
3) JAMA – *The Journal of the American Medical Association*: Esta revista médica americana abrange ampla variedade de tópicos médicos, incluindo pesquisa clínica, saúde pública e políticas de saúde.
4) *British Medical Journal* (BMJ): O BMJ é uma revista médica britânica que abrange uma variedade de tópicos médicos, incluindo pesquisa, clínica, educação médica e questões de saúde pública.
5) *Annals of Internal Medicine*: Esta revista médica americana é focada em pesquisas clínicas e estudos relacionados à medicina interna, abordando ampla variedade de tópicos médicos.

Lembre-se de que a lista pode variar ao longo do tempo e de acordo com diferentes critérios de avaliação. Além disso, há muitas outras revistas médicas respeitadas e influentes em várias especialidades da medicina, cada uma contribuindo para o avanço do conhecimento médico e científico.

# OS VÁRIOS NÍVEIS DE PREVENÇÃO: PRIMÁRIA, SECUNDÁRIA, TERCIÁRIA E QUATERNÁRIA

Os vários níveis de prevenção são estratégias utilizadas na área da saúde para evitar doenças, promover a saúde e melhorar a qualidade de vida das pessoas. Os principais níveis de prevenção são: primária, secundária, terciária e quaternária. Vou explicar cada um deles:

**Prevenção primária:** É o nível mais básico e abrange ações que visam a evitar o surgimento de doenças ou lesões. O foco está na promoção da saúde e na adoção de medidas preventivas antes que qualquer problema de saúde ocorra. Exemplos de medidas de prevenção primária incluem vacinação, adoção de hábitos alimentares saudáveis, prática regular de exercícios físicos, evitar o tabagismo e outras substâncias nocivas, e educação em saúde. Tratamento de fatores de risco para certas doenças pode também ser considerada prevenção primária, como o tratamento da hipertensão arterial sistêmica para prevenir a ocorrência de cardiopatia, angina e infarto.

**Prevenção secundária:** Este nível de prevenção concentra-se na detecção precoce e no tratamento oportuno de doenças ou condições de saúde em estágios iniciais, com o objetivo de reduzir a progressão da doença e minimizar suas complicações. Na prevenção secundária, o paciente já tem alguma doença, e estamos objetivando limitar sua progressão. Exemplo é o tratamento do colesterol elevado em paciente que já tem evidência de cardiopatia isquêmica. Queremos limitar que a cardiopatia progrida.

**Prevenção terciária:** A prevenção terciária concentra-se em reabilitação, tratamento e cuidados de longo prazo para pessoas que já possuem uma doença crônica ou condição de saúde. O objetivo é evitar complicações, reduzir a progressão da doença e melhorar a qualidade de vida. Exemplos de prevenção terciária incluem programas de reabilitação cardiovascular após um evento cardíaco, programas de suporte para pacientes com doenças crônicas, como diabetes ou doença renal, e terapia de reabilitação para pessoas com lesões ou deficiências físicas.

**Prevenção quaternária:** Este nível de prevenção refere-se à adoção de medidas para evitar a medicalização excessiva e a intervenção médica desnecessária. Visa a proteger os pacientes de intervenções invasivas, diagnósticos excessivos e tratamentos excessivos. A prevenção quaternária promove a ética médica, evitando práticas desnecessárias que possam causar danos aos pacientes. Exemplos de prevenção quaternária incluem o uso criterioso de medicamentos, evitar procedimentos médicos desnecessários e promover uma abordagem centrada no paciente.

Esses diferentes níveis de prevenção são complementares e podem ser aplicados em conjunto para abordar as diferentes necessidades de saúde das pessoas em diferentes estágios de sua vida e em diferentes condições de saúde.

## Curiosidade

A Universidade de Al Quaraouiyine, localizada em Fez, Marrocos, é considerada a mais antiga instituição de ensino superior em operação contínua no mundo e é frequentemente citada como a mais antiga faculdade de medicina. Foi fundada em 859 d.C. e oferecia cursos em diversas disciplinas, incluindo medicina.

A Faculdade de Medicina da Bahia, fundada em 18 de fevereiro de 1808 por influência do médico Correia Picanço, é a mais antiga instituição de ensino superior no Brasil, precedendo a Faculdade de Medicina do Rio de Janeiro por nove meses. Sua criação ocorreu após a chegada de Dom João VI ao país e foi inicialmente conhecida como Escola de Cirurgia da Bahia.

# MEDICINA PREVENTIVA: VALE A PENA RASTREAR DOENÇAS?

A medicina preventiva tem como objetivo principal identificar e tratar condições de saúde antes que elas causem danos significativos ou se tornem crônicas. O rastreamento de doenças é uma das estratégias usadas na medicina preventiva, e envolve a realização de exames ou testes em pessoas assintomáticas, com o intuito de identificar precocemente doenças ou fatores de risco.

A eficácia do rastreamento de doenças varia de acordo com o tipo de doença, as características da população-alvo, a sensibilidade e especificidade do teste utilizado, além de outros fatores. Alguns exemplos comuns de rastreamento incluem exames de *Papanicolau* para o câncer do colo do útero e exames de sangue para identificação de fatores de risco cardiovascular, como o colesterol alto.

Vale ressaltar que o rastreamento de doenças tem potenciais benefícios, mas também riscos, e a decisão de realizá-lo deve ser individualizada e baseada em uma avaliação cuidadosa da relação desses potenciais efeitos. O rastreamento bem-sucedido pode levar à detecção precoce de doenças, permitindo intervenções mais eficazes e tratamentos menos invasivos. Isso pode propiciar melhores resultados de saúde, redução da mortalidade e melhoria da qualidade de vida.

O rastreamento também pode ter desvantagens, como resultados falso-positivos (quando o teste indica uma doença que não está presente), resultados falso-negativos (quando o teste não detecta uma doença existente) e a possibilidade de investigações ou tratamentos adicionais desnecessários, que podem causar ansiedade e efeitos adversos. O rastreamento pode, também, trazer consigo riscos inerentes ao seu método, por exemplo, o rastreamento do câncer de cólon (intestino) é feito através de colonoscopia, um exame invasivo com riscos inerentes ao procedimento.

É importante considerar as evidências científicas disponíveis para cada tipo de rastreamento. Estudos bem conduzidos que demonstram benefícios claros que superam os riscos são fundamentais para embasar a recomendação de rastreamento em determinadas populações. Rigor científico igual ou até superior deve ser considerado por estarmos falando de pessoas sem doença. O princípio básico maior da medicina deve estar sempre em mente: *Primum non nocere* é uma frase em latim que significa "primeiro, não causar dano". É um princípio fundamental na ética médica e na prática clínica, enfatizando a importância de evitar causar danos aos pacientes durante a prestação de cuidados de saúde.

Conforme comentamos, um exame de rastreamento é realizado em uma população assintomática, ou seja, em indivíduos que não apresentam sinais ou sintomas da doença em questão. As características fundamentais de um exame de rastreamento são as seguintes:

**Disponibilidade de um teste adequado:** Um exame de rastreamento deve contar com um teste ou método de triagem que seja acessível, seguro, razoavelmente preciso e que possa ser aplicado em larga escala na população-alvo. O teste deve ser confiável na identificação da doença ou de fatores de risco.

**Definição clara da população-alvo:** Deve haver uma definição clara da população que se beneficiaria do rastreamento. Isso envolve a identificação de fatores de risco relevantes, como idade, histórico familiar, características demográficas ou outros critérios estabelecidos.

**Validade e acurácia do teste:** O teste utilizado no rastreamento deve ser validado e ter uma acurácia razoável. A sensibilidade (capacidade de detectar corretamente a doença quando ela está presente) e a especificidade (capacidade de descartar corretamente a doença quando ela está ausente) são medidas importantes da validade do teste.

**Relação risco-benefício favorável:** O rastreamento deve ter uma relação risco-benefício favorável. Isso significa que os benefícios potenciais, como a detecção precoce da doença e a melhoria dos resultados de saúde devem superar os riscos potenciais associados ao rastreamento, como resultados falso-positivos, resultados falso-negativos e complicações decorrentes de testes subsequentes ou tratamentos desnecessários.

**Intervenções eficazes disponíveis:** O rastreamento somente é útil quando há intervenções eficazes disponíveis para tratar ou prevenir a doença identificada. A identificação precoce da doença deve levar a intervenções que possam melhorar os resultados de saúde do paciente. De nada adianta fazer o diagnóstico precoce se não há tratamento eficaz. Isso pode inclusive ser deletério para o paciente. Se fizermos um diagnóstico precoce de uma condição cujo curso não tenhamos como alterar, apenas traremos mais tempo de ansiedade ao paciente, sem trazer benefício.

**Acompanhamento adequado:** O rastreamento deve ser seguido por um sistema adequado de acompanhamento e tratamento. Isso envolve a capacidade de encaminhar os indivíduos com resultados positivos para avaliações diagnósticas adicionais e tratamentos apropriados, garantindo assim uma continuidade de cuidados.

É importante ressaltar que cada exame de rastreamento é avaliado individualmente quanto a essas características, levando em consideração o tipo de doença, a população-alvo e as evidências científicas disponíveis. As diretrizes médicas e as recomendações baseadas em evidências são fundamentais para orientar a implementação adequada do rastreamento em diferentes contextos de saúde.

Em resumo, a medicina preventiva, incluindo o rastreamento de doenças, pode ser benéfica para identificar precocemente condições de saúde e iniciar intervenções apropriadas. No entanto, é importante avaliar cuidadosamente os benefícios e riscos envolvidos em cada caso específico e tomar uma decisão informada em consulta com um profissional de saúde.

## Curiosidade

O mais antigo hospital em atividade contínua no mundo é frequentemente considerado o Hospital de Santo Espírito (Hôtel-Dieu de Paris), localizado em Paris, França. Ele foi fundado por Saint Landry em 651 d.C. e continua a funcionar como um hospital até os dias atuais, embora tenha passado por muitas modificações ao longo dos séculos.

No Brasil, o Hospital da Santa Casa de Misericórdia de Santos, fundado em 1543, é frequentemente citado como um dos mais antigos hospitais em atividade contínua no país. A instituição passou por várias mudanças ao longo dos anos, mas continua a fornecer serviços de saúde à população de Santos e região.

# MEDICINA ALTERNATIVA, INTEGRATIVA E ANTI-*AGING*

A medicina alternativa refere-se a práticas de saúde e tratamentos que são usados em substituição à medicina convencional (também conhecida como medicina ocidental ou alopática). Esses métodos geralmente não são considerados parte do sistema tradicional de saúde, e muitos deles não tem comprovação científica sólida, embora alguns possam ter sido usados durante séculos em diferentes culturas.

A medicina alternativa engloba uma ampla gama de terapias (ou supostas terapias) com os mais variados graus de evidência científica de eficácia (ou de ineficácia). Algumas dessas terapias não são nem mesmo reconhecidas pelo Conselho Federal de Medicina como formas de medicina.

Alguns exemplos, entre muitos outros, de medicina alternativa, encontramos:

**Homeopatia:** Baseada no princípio de que "semelhante cura semelhante", ou seja, pequenas doses de substâncias que, em grandes quantidades, causariam sintomas, são usadas para tratar esses mesmos sintomas.

**Hipnoterapia:** É uma prática terapêutica que utiliza a hipnose para acessar estados de relaxamento profundo e concentração, facilitando mudanças no comportamento, emoções ou pensamentos.

**Fitoterapia:** Uso de plantas e ervas para tratar doenças, muitas vezes com base em tradições culturais.

**Aromaterapia:** Uso de óleos essenciais derivados de plantas para promover bem-estar e curar condições físicas e emocionais.

**Medicina Ayurvédica:** Uma prática da Índia que envolve dieta, ervas e técnicas de purificação, além de práticas mentais e espirituais.

**Quiropraxia:** Envolve ajustes manuais, especialmente na coluna vertebral, com o objetivo de tratar desordens do sistema músculo-esquelético.

**Terapias de energia:** Terapias como o Reiki e a cura prânica que afirmam usar ou manipular a energia vital do corpo para promover a cura.

Atualmente tem-se falado muito também na medicina integrativa, que seria a utilização da medicina tradicional em associação com práticas complementares, objetivando tratar o paciente de forma holística, considerando não apenas os sintomas da doença, mas também o bem-estar geral do indivíduo. Tal objetivo, entretanto, é compartilhado por qualquer médico que tenha uma visão tradicional da medicina, de maneira generalista, ou seja, a busca do bem-estar do indivíduo.

O aspecto fundamental de qualquer que seja a prática da medicina é que ela deve ser embasada em evidência científica. Qualquer que seja a prática alternativa considerada, ela pode ser submetida a avaliação com o rigor científico da medicina baseada em evidência e, então, poderá até migrar da categoria de medicina alternativa para medicina científica tradicional.

Alguns defensores dessas terapias alternativas referem que não podem submeter suas intervenções ao método científico por elas serem individualizadas para cada pessoa. Desculpe-me quem assim argumenta, mas é facilmente planejável um estudo sério desse tipo. Se eu acredito, por exemplo, que se eu avaliar a composição do fio do cabelo de um indivíduo e montar uma solução (ou um xarope) específica para esse indivíduo (com os elementos que estão faltando, por exemplo) com base na análise do seu cabelo, posso perfeitamente randomizar um grupo de indivíduos para terem uma terapia feita com base nessa análise capilar e comparar com um grupo de pacientes que tem também um fio de cabelo analisado e que recebem uma solução placebo. Vamos comparar se a incidência de desfecho é diferente em cada grupo, mesmo que a solução do grupo de tratamento ativo seja individualizada, cada indivíduo vai receber o tratamento que este médico alternativo acha que lhe fará bem, e compararemos com um grupo de pacientes tratados exatamente da mesmo forma, mas que recebe uma solução inerte.

Ou seja, sempre é possível aplicar o método científico. Aqueles que se negam a se submeter a ele, ou sabem que suas terapias não funcionam, ou ignoram completamente o método científico.

Muitas vezes os defensores das medicinas alternativas referem que têm a vantagem de não usar *química* ou serem naturais. Eu sempre respondo da mesma forma: veneno de cobra é natural, e ninguém quer se tratar com ele. Só porque é natural não quer dizer que faça bem, e principalmente não quer dizer que não faça mal.

Outra forma propagada de medicina é a anti-*aging*. Trata-se da abordagem voltada para retardar ou minimizar os efeitos do envelhecimento no corpo. Focada na prevenção e no tratamento das condições associadas ao envelhecimento, ela utiliza práticas como otimização hormonal, suplementação, nutrição, exercícios físicos e terapias regenerativas para promover a longevidade e a qualidade de vida. No entanto, a medicina anti-*aging* é objeto de debate, com críticas sobre sua eficácia, segurança e ética em algumas práticas.

Além da falta de fundamentação científica para justificar a utilização de muitas dessas práticas alternativas, algo mais grave ocorre. A falta de evidência de segurança de tais práticas. O velho princípio básico de *primum non nocere* muitas vezes não é respeitado, e condutas são tomadas muitas vezes colocando em risco a vida dos pacientes. A utilização, por exemplo, de implantes hormonais sem qualquer padronização ou avaliação de segurança são utilizados em pessoas saudáveis objetivando impedir o impossível, que é o envelhecimento. A exposição de pessoas saudáveis a terapias desnecessárias é ainda mais grave, pois podem-se criar doenças onde nunca existiram.

A busca pela fonte da juventude eterna não vem de hoje. Não há dúvidas de se que pode envelhecer de maneira saudável, mas às custas de práticas bem estabelecidas, como dieta saudável e prática regular de atividade física, por exemplo.

## Curiosidade

A definição de *maior* e *menor* escola de medicina pode variar dependendo dos critérios utilizados, como número de estudantes, tamanho físico da instituição, alcance da pesquisa, entre outros fatores. No entanto, algumas escolas de medicina são frequentemente mencionadas como sendo grandes ou pequenas em termos desses critérios:

**Maior Escola de Medicina**: A All India Institute of Medical Sciences (AIIMS), localizada em Nova Deli, Índia, é conhecida por ter um grande número de estudantes, instalações abrangentes e um amplo alcance na área de ensino e pesquisa médica.

**Menor Escola de Medicina**: A Trinity School of Medicine, localizada em São Vicente e Granadinas, é frequentemente citada como uma escola de medicina com um número menor de estudantes em comparação com instituições maiores.

# CASOS CLÍNICOS

Como sempre é mais fácil compreender a teoria na prática, vamos discutir algumas situações corriqueiras e algumas condutas que costumam ser tomadas e avaliar o corpo de evidências científicas que sustentam (ou não) tais condutas.

## Arritmia pós-infarto

A situação da ocorrência de arritmia pós-infarto é um ótimo exemplo da importância da medicina baseada em evidências e sua imposição sobre o pensamento aristotélico tradicional (ou, deveria dizer, antigo?).

A ocorrência de arritmias cardíacas após um infarto do miocárdio é causa frequente de óbito. No pensamento aristotélico, temos a seguinte lógica: infarto se associa a arritmia; arritmia se associa a morte; existe tratamento para arritmia; logo, pela lógica, se eu usar medicamentos antiarrítmicos rotineiramente após um infarto agudo do miocárdio, eu devo prevenir a ocorrência de óbitos.

Do que se estuda nas aulas de filosofia, na lógica clássica, o raciocínio válido baseado em premissas verdadeiras é conhecido como um argumento válido. Se ambas as premissas forem verdadeiras, a conclusão também será verdadeira. No entanto, é importante notar que a validade formal de um argumento não garante sua verdade factual. Para garantir a verdade das premissas, é necessário ter evidências ou fundamentos sólidos para sustentá-las. O pensamento crítico e a análise cuidadosa são essenciais para avaliar a validade e a verdade das premissas em qualquer argumento.

Esse pensamento lógico de tratamento de rotina das arritmias necessitava ser testado. O clássico estudo CAST (*Cardiac Arrhytmia Suppresion Trial*), publicado em 1989, randomizou pacientes com infarto do miocárdio para receberem antiarrítmicos ou placebo. (*N Engl J Med.* 1989 Aug 10;321(6):406-12.) Durante uma média de 10 meses de acompanhamento, os pacientes tratados com droga ativa tiveram uma taxa maior de morte por arritmia do que os pacientes designados para placebo. Eles também foram responsáveis pela maior mortalidade total (56 de 730 pacientes [7,7%] e 22 de 725 [3,0%], respectivamente; risco relativo, 2,5; intervalo de confiança de 95%, 1,6 a 4,5).

Ou seja, esse estudo demonstrou, pelos princípios da medicina baseada em evidências, que o pensamento lógico, no caso, não se traduziu em uma verdade, ficando clara a necessidade de testar a hipótese que era prática comum na época.

## Terapia de reposição hormonal em mulheres pós-menopáusicas

O caso da terapia de reposição hormonal é um dos melhores para ilustrar a importância da medicina baseada em evidência e da avaliação criteriosa da literatura científica. Temos todo um raciocínio aristotélico que embasa a terapia de reposição hormonal e também temos todos os delineamentos de pesquisa avaliando essa terapia, e a evolução da construção do conhecimento é bastante interessante.

É há muito sabido que mulheres antes da menopausa desenvolvem menos frequentemente doenças cardíacas do que homens, porém essa *vantagem* ou *proteção* desaparece quando a mulher atinge a menopausa. O que muda no período da menopausa? A grande diminuição dos níveis de hormônios femininos, particularmente o estrógeno. O raciocínio aristotélico e mecanicista é rápido e direto. Se mulheres no período de maior nível de estrogênio apresentam menos eventos cardiovasculares, é lógico que quando esse nível baixa, eu devo administrar estrogênio para manter a proteção cardiovascular oferecida por esse hormônio. E temos evidências indiretas de que isso apresente uma plausibilidade biológica, pois outros fatores de risco cardiovascular se acentuam no período pós-menopáusico: níveis de colesterol e peso aumentam, dois conhecidos fatores de risco cardiovascular.

Inicialmente apareceram "relatos de casos" de uso de terapia com estrógenos que mostraram que o nível de colesterol das mulheres melhorava após usar o hormônio. Após apareceram "Estudos de casos e controles" que mostravam que mulheres que tinham apresentado infarto do miocárdio menos frequentemente tinham sido expostas à terapia de reposição hormonal. Na mesma época, iniciaram "estudos de coorte", que acompanharam mulheres que fizeram uso de estrógeno e compararam com mulheres que não usaram o tratamento, e observaram que as expostas ao tratamento tinham melhores níveis de colesterol e menor ocorrência de eventos cardíacos. O corpo de evidências de estudos observacionais corroborava o pensamento aristotélico e mecanicista de que deveríamos administrar hormônios para mulheres. Mas eram apenas estudos observacionais; então se iniciaram "ensaios clínicos randomizados", em que mulheres eram sorteadas para usar tratamento ou placebo. Eram acompanhadas no tempo e se observavam fatores de risco cardiovasculares (principalmente perfil lipídico), os famosos desfechos intermediários. E qual o achado? De fato, administrar hormônio melhorava o perfil lipídico. Faltava apenas verificar se prevenia desfechos clinicamente relevantes, como a ocorrência de eventos: infarto ou morte. Foi então planejado e realizado o estudo *Women's Health Initiative – WHI* (*JAMA*. 2002 Jul 17;288(3):321-33. doi: 10.1001/jama.288.3.321). Este estudo randomizou mais de 16 mil mulheres para receber terapia hormonal ou placebo. Após um seguimento de 8,5 anos em média o estudo foi interrompido, pois foi demonstrado um aumento do risco de doenças cardíacas, incluindo ataques cardíacos, acidentes vasculares cerebrais e tromboembolismo venoso, no grupo de terapia hormonal, em comparação com o placebo. Também demonstrou aumento do risco de câncer de mama.

Atualmente, o uso de terapia de reposição hormonal NÃO é indicado com o objetivo de prevenção cardiovascular, sendo usado somente em casos de climatério muito sintomático e após discussão da relação de risco-benefício com a paciente.

## Cetuximabe e o estudo usado para registro no FDA

Em julho de 2004, foi publicado no *NEJM*, um dos cinco periódicos médicos mais importantes do mundo, um artigo que foi usado pelo laboratório produtor do medicamento para registrar o produto na FDA, órgão regulador máximo nos Estados Unidos (*N Engl J Med* 2004;351:337-345).

Esse estudo randomizou cerca de 300 pacientes para receberem cetuximabe ou a associação de cetuximabe e irinotecano para tratamento de câncer colo-retal. A taxa de resposta no grupo de terapia combinada foi significativamente maior do que no grupo de monoterapia (22,9% [intervalo de confiança de 95%, 17,5 a 29,1] vs. 10,8 % [intervalo de confiança de 95%, 5,7 a 18,1%], P =0,007). O estudo conclui da seguinte forma: "Cetuximab has clinically significant activity when given alone or in combination with irinotecan in patients with irinotecan-refractory colorectal cancer." (Cetuximabe tem atividade clinicamente significativa quando administrado isoladamente ou em combinação com irinotecano em pacientes com câncer colo-retal refratário ao irinotecano.)

Eu tive a felicidade de ler o artigo na semana em que foi publicado e imediatamente me chamou a atenção a conclusão dos autores. A essa altura da leitura do livro espero que você consiga acompanhar o raciocínio que fiz imediatamente ao ler o artigo: cetuximabe não está sendo testado nesse estudo! Cetuximabe, nesse estudo, é o que tipicamente chamamos de **cointervenção**. Quem é o fator em estudo dessa publicação? Qual intervenção difere os dois grupos? Intervenção do grupo monoterapia: Cetuximabe. Intervenção do grupo terapia associada: Cetuximabe + irinotecano. O que é diferente nos dois grupos? Exatamente, o irinotecano. Este estudo avalia a eficácia do irinotecano, não do cetuximabe. Conversei com colegas e imediatamente escrevemos uma carta que foi publicada na mesma revista (*N Engl J Med.* 2004 Oct 7;351(15):1575-6). Nessa carta iniciamos com a frase: "A que conclusão pode-se chegar comparando alguma coisa consigo mesmo?".

Minha primeira surpresa foi o estudo ter passado pelo corpo editorial do *NEJM*. Minha surpresa foi ainda maior quando fiquei sabendo que aquele estudo havia sido o estudo que embasou o registro do medicamento no FDA. Na época, eu estava envolvido com cursos de MBE para membros da Anvisa e usei esse exemplo para demonstrar para eles a importância da leitura crítica de literatura. Naquela semana o laboratório estava entrando com o pedido de registro do medicamento no Brasil e graças a nossa carta e ao curso que estávamos ministrando, naquele momento, e com base nesse artigo, o cetuximabe teve seu registro negado no Brasil (posteriormente, com base em outros estudos, o cetuximabe entrou e hoje faz parte do rol de medicamentos utilizados para câncer colo-retal e outros).

## Câncer de colo de útero: aquele que vale a pena rastrear!

O câncer de colo de útero é o protótipo do exemplo em que o rastreio é altamente eficaz. E temos o raciocínio aristotélico e o cartesiano alinhados na mesma direção.

Há muitos anos se conhece a ocorrência de lesões pré-malignas no colo de útero, os quais são tradicionalmente rastreadas através do exame Papanicolau (ou exame citológico de colo de útero). Esse exame é capaz de detectar células atípicas ou mesmo células neoplásicas em estágios muito iniciais. Já na década de 1970 iniciou-se a aventar a ligação entre o câncer de colo de útero com o HPV (*Human Papiloma Virus*), sendo evidenciada em 1983 a presença do DNA do HPV em amostras de câncer de colo de útero, sugerindo que o vírus poderia estar envolvido no desenvolvimento da doença. Hoje essa relação já está bem estabelecida.

O benefício do rastreamento fica claro quando observamos as curvas de incidência e de mortalidade associadas ao câncer cervical. Desde a década de 1960, quando o rastreamento começou a ser implantado, a incidência de câncer cervical vem diminuindo, assim como sua mortalidade. O gráfico a seguir, extraído de uma publicação do *NEJM*, demonstra claramente esses achados.

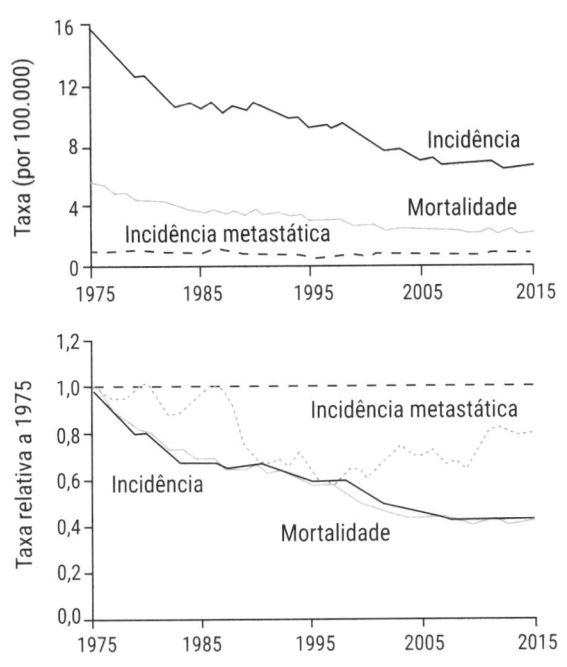

**Câncer do colo do útero em mulheres, rastreio contínuo durante todo o período de observação**

[Gráfico 1: Taxa (por 100.000) vs. anos 1975–2015, mostrando Incidência, Mortalidade e Incidência metastática]

[Gráfico 2: Taxa relativa a 1975 vs. anos 1975–2015, mostrando Incidência, Mortalidade e Incidência metastática]

Fonte: WELCH, H. Gilbert; KRAMER, Barnett S.; BLACK, William C. Epidemiologic signatures in cancer. *New England Journal of Medicine*, v. 381, n. 14, p. 1378-1386, 2019.

## Câncer de tireoide: um infeliz caso de rastreamento levando a diagnósticos desnecessários?

Rastrear e prevenir é bom? Nem sempre. O câncer de tireoide é um bom exemplo. O mesmo estudo do *NEJM* que apresentou o ótimo caso do rastreio do câncer cervical traz esse caso, exemplificando situações em que o rastreio não identifica realmente casos de câncer clinicamente relevantes.

Observamos que, ao longo dos anos, a incidência de câncer de tireoide aumentou com os novos recursos diagnósticos e exames de rastreio, entretanto a mortalidade por câncer de tireoide está exatamente a mesma, mesmo com uma incidência aumentando mais de três vezes. Qual o significado disso? Estamos fazendo diagnósticos de lesões que anteriormente não eram identificadas, e esses diagnósticos não trouxeram nenhum benefício para os pacientes. Até pelo contrário, pacientes certamente ficaram ansiosos e possivelmente se submeteram a procedimentos terapêuticos desnecessariamente. Esses indivíduos provavelmente morreriam COM câncer de tireoide, mas não DE câncer de tireoide, e morreriam sem saber de sua existência.

A estabilidade na taxa de mortalidade deve ser interpretada como um sinal de que a incidência real de câncer está se mantendo constante. Embora seja concebível que a mortalidade estável possa ser resultado de um aumento na ocorrência verdadeira de câncer e de avanços no tratamento, uma compensação anual perfeita entre forças opostas seria uma coincidência notável.

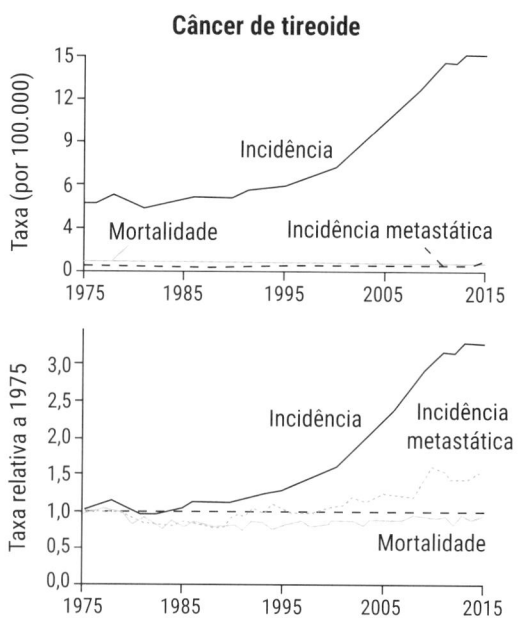

Fonte: WELCH, H. Gilbert; KRAMER, Barnett S.; BLACK, William C. Epidemiologic signatures in cancer. *New England Journal of Medicine*, v. 381, n. 14, p. 1378-1386, 2019.

## Câncer de próstata: vale a pena rastrear?

O caso do câncer de próstata é um bom exemplo da dinâmica da medicina e da importância da compreensão das evidências científicas. O rastreamento do câncer de próstata foi recomendado por muitos anos, particularmente com a descoberta do antígeno prostático específico. Em meados da década de 1980, quando seu uso foi amplamente difundido, a incidência de câncer de próstata mais do que dobrou, ou seja, estava-se detectando muito mais neoplasias do que anteriormente.

Uma particularidade do câncer de próstata é que seu tratamento está associado a vários eventos adversos: incontinência urinária (5-30%), disfunção erétil (30-60%), atrofia muscular (10-40%), por exemplo.

E o que ocorreu com a mortalidade por câncer de próstata desde que se iniciou seu rastreamento? Após a introdução generalizada do rastreamento do antígeno prostático específico (PSA), houve um aumento dramático na incidência do câncer de próstata, que subsequentemente diminuiu quase ao nível observado em 1975. Essa flutuação notável não pode ser explicada por mudanças na ocorrência real do câncer. Em vez disso, destaca-se a sensibilidade do câncer de próstata ao escrutínio diagnóstico, incluindo a frequência e a abrangência dos testes de PSA e o limiar de PSA que indica a necessidade de uma biópsia. Após a introdução do rastreamento, houve uma queda significativa na incidência de doença metastática, o que sugere que o rastreamento antecipa o diagnóstico de cânceres de próstata que têm potencial para se tornarem metastáticos. O diagnóstico e tratamento precoces de cânceres que têm potencial para se manifestar como metástases não garantem necessariamente que esses cânceres não acabarão se metastatizando ou causando a morte. Portanto, a discreta queda na taxa de mortalidade observada a partir da década de 1990 pode ser resultado tanto de tratamentos aprimorados quanto do rastreamento, ou de uma combinação dos dois.

Ou seja, a indicação de rastreio de câncer de próstata é controversa, com um muito pequeno potencial para benefício, e um moderado a grande potencial para complicações do tratamento. A decisão deve ser discutida e compartilhada com cada paciente.

**Câncer de próstata em homens ≥ 40 anos de idade**

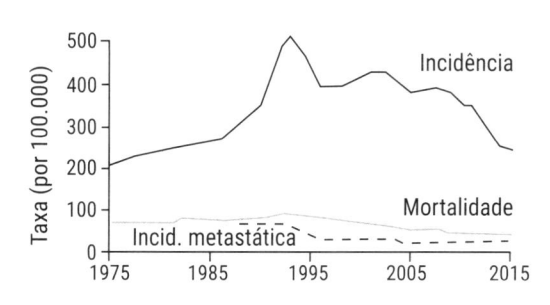

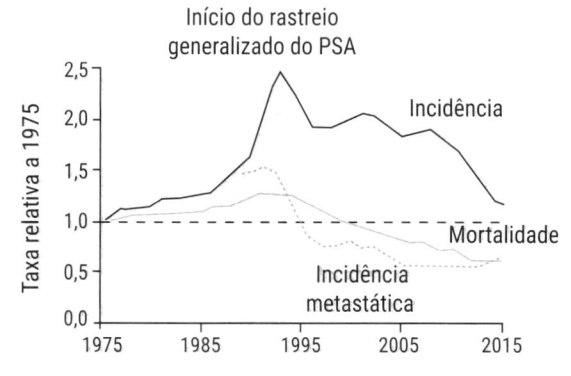

Fonte: WELCH, H. Gilbert; KRAMER, Barnett S.; BLACK, William C. Epidemiologic signatures in cancer. *New England Journal of Medicine*, v. 381, n. 14, p. 1378-1386, 2019.

# FINALIZANDO

Este livro, por mais pretensioso que eu seja, não vai formar profissionais baseados em evidências nem mesmo "pacientes baseados em evidências", mas espero que seja capaz de criar uma dúvida, "colocar uma pulga atrás da orelha" dos leitores e que sirva de sensibilizador e estimulante para a busca de mais informações a respeito da MBE.

A construção do conhecimento sobre determinado assunto envolve um processo complexo que geralmente passa por várias etapas. Embora as abordagens possam variar dependendo da área do conhecimento e do indivíduo envolvido, aqui estão algumas etapas gerais que são comuns na construção do conhecimento:

1) **Observação e curiosidade**: Tudo começa com a observação de fenômenos ou fatos que despertam curiosidade. Perguntas são formuladas, e o desejo de entender melhor o que está acontecendo motiva o processo.

2) **Pesquisa e coleta de informações**: A próxima etapa envolve a busca ativa por informações relevantes. Isso pode incluir a leitura de livros, artigos científicos, *sites* confiáveis, entrevistas, entre outros recursos. A coleta de informações ajuda a estabelecer uma base sólida de conhecimento prévio.

3) **Análise e compreensão**: Depois de coletar informações, é importante analisá-las e buscar compreender os padrões, conexões e relações entre os conceitos. Isso envolve a organização das informações em uma estrutura coerente.

4) **Reflexão e crítica**: Durante todo o processo, é essencial refletir sobre as informações coletadas. Isso envolve avaliar a validade das fontes, considerar diferentes perspectivas e abordagens, e questionar pressupostos. A crítica construtiva ajuda a refinar o entendimento.

5) **Síntese e criação de conhecimento**: A etapa de síntese envolve a criação de novas ideias a partir das informações coletadas. Isso pode incluir a formulação de hipóteses, teorias ou novos modelos explicativos. A síntese também implica conectar conceitos de diferentes áreas para criar *insights* originais.

6) **Experimentação e aplicação**: Dependendo do campo do conhecimento, a experimentação prática pode ser crucial. Isso envolve testar as hipóteses em situações reais, coletar dados e analisá-los para validar ou refutar as ideias propostas. A aplicação prática do conhecimento em contextos do mundo real também é uma parte importante desse processo.

7) **Compartilhamento e discussão**: Uma parte vital da construção do conhecimento é o compartilhamento com outros indivíduos. Isso pode acontecer através de discussões, publicações em revistas científicas, apresentações em conferências ou outros meios. O *feedback* de colegas e especialistas ajuda a refinar ainda mais o conhecimento.

8) **Revisão e atualização**: O conhecimento está em constante evolução. À medida que novas informações são descobertas e compreendidas, o conhecimento existente pode ser revisado e atualizado. Novas perspectivas, avanços tecnológicos e descobertas podem alterar a compreensão anterior.

9) **Aprofundamento e expansão**: À medida que você adquire mais conhecimento sobre um assunto, é possível aprofundar-se ainda mais em áreas específicas ou expandir seu escopo para compreender conexões mais amplas com outros campos do conhecimento.

Lembre-se de que o processo de construção do conhecimento não é linear e pode envolver o retorno a etapas anteriores, reconsiderar ideias e adaptar abordagens conforme necessário. Além disso, diferentes indivíduos podem abordar essas etapas de maneira única, dependendo de suas experiências, habilidades e perspectivas pessoais.

Meu desejo com este livro, é trazer você para os estágios 1 e 2... que você observe, tenha curiosidade, pesquise e colete informações sobre a medicina baseada em evidências. Se eu conseguir direcionar e encaminhar você até aqui, já estou satisfeito... Se conseguir direcionar até a fase 5... estou pulando de alegria... Se conseguires analisar e compreender, se fizeres uma reflexão crítica e conseguires criar algum conhecimento... estarei em êxtase. Se compartilhares e discutires o assunto com alguém... (estágio 7), morro de emoção... Se atingires os estágios 8 e 9... revisão, atualização, aprofundamento e expansão... cumpri meu papel na Terra.

Sendo totalmente sincero, dois grandes estímulos me impulsionam a escrever este livro. O primeiro foi a quantidade de pacientes que chegam a mim tendo sido submetidos a uma ampla gama de procedimentos e tratamentos sem qualquer evidência de que essas intervenções fossem benéficas. Condutas essas muitas vezes tomadas por profissionais da saúde despreparados ou, no que considero pior, conhecedores do prisma da MBE, mas que não a colocam em prática, quer seja por inércia (preguiça), quer seja por conflitos de interesses. O outro grande estímulo foram alguns colegas profissionais da saúde extremamente ativos na mídia leiga e nas redes sociais propagando irracionalidades (quer seja por ignorância, quer seja por má-fé).

Peço desculpas aos primeiros, os pacientes. Desculpe pelos meus colegas os terem submetido a intervenções inúteis (quando não prejudiciais)... Desculpas por eu ter demorado tanto a oferecer-lhes uma ferramenta de informação básica que espero sirva como semente para um aprofundamento no tema. Espero que com a leitura do livro vocês, pacientes, sejam capazes de pensar, questionar e discernir os médicos que usam a MBE daqueles que não a utilizam.

Aos segundos, colegas que não praticam a medicina racional cartesiana e embasada em evidências, meu muito obrigado. Vocês foram o maior estímulo para este livro existir. A cada vídeo ou postagem irracional, um estímulo extra para escrever.

Por fim... por favor, não acreditem em uma palavra do que eu digo ou escrevo. Como sempre falo para todos os alunos e residentes que passam por mim... NÃO ACREDITEM EM MIM; EU POSSO NÃO ESTAR CERTO. BUSQUEM AS EVIDÊNCIAS SOBRE AQUILO QUE EU DIGO.